続・「ともに歩む認知症医療とケア」

かかりつけ医による「もの忘れ外来」のすすめ

大場敏明
高杉春代

現代書林

はじめに

平成27年2月に、高杉春代氏との共著『ともに歩む 認知症医療とケア』（現代書林）を発刊しました。この著書は大きな反響をいただき、認知症診療に取り組む医師や介護スタッフ、認知症のご家族等の皆さんから歓迎していただきました。

たとえば、「5回読んだ、研修医にも勧めている」（老健施設担当の精神科医）、「2回読んで、もの忘れ外来を始めた」（消化器医のクリニック院長）、「研修医の指導に使いたい」（大学研修指導医）、「スタッフの勉強に30冊購入」（認知症グループホーム開設者）、「家族として参考になる」等、高い評価を各方面からいただきました。

また、日本医師会ニュース、認知症ねっと、読売新聞、千葉大同窓会報、月刊保団連、民医連医療、商工新聞などの紙誌で、推薦の書評やご紹介を頂戴致しました。いくつか抜粋させていただきます。

「町医者こそが、日本の認知症問題を解決する鍵を握っていると言っても過言ではない」、「認知症の医療とケアの目標をしっかりと見据えた活動は、日本の認知症の医療とケアのあり方に大きな示唆を与えてくれます」（認知症介護研究・研修東京センター前センター長・本間昭先生）。

「本書のような書籍の登場を心待ちにしていた。（中略）政府主導の施策への対案として『トライアングル支援』主導の活動がある」（月刊保団連・宇都宮健弘出版部長）。

「認知症ケアに取り組んできた先進的活動を紹介」（千葉大学医学部同窓会報・近藤克則教授）。

さらに拙著を読まれた各方面からの講演・報告依頼など10数か所でお受けし、共著者の高杉氏は30か所以上で講演・報告を行い、ご好評をいただきました。その中で、私に対しては医師やスタッフの方々から、「もの忘れ外来をどう開くのか？　相談員は？」などの質問が寄せられました。高杉氏には、自立生活支援・トライアングル支援の展開、相談員についての質問などが出されました。

そこで、より詳しく実践的に知りたいと希望される医療関係の方、そして深い関心をお持ちの介護関係・ご家族等の方々のためにも、「続編」として、「もの忘れ外来」の開き方・続け方・利用の仕方をメインに、本書をまとめました。

本書が少しでも多くの読者の目に触れ、私たちの経験と提言が全国的にも広がっていくことを願ってやみません。

大場　敏明

略語

＊ＨＤＳ－Ｒ＝長谷川式簡易認知評価スケール
＊ＭＲＩ－Ｚスコア＝ＭＲＩ・ＶＳＲＡＤ・Ｚスコア
＊ＡＤ＝アルツハイマー型認知症
＊ＦＴＤ＝前頭側頭型認知症
＊ＢＰＳＤ＝Behavioral and Psychological　Symptoms of Dementia＝行動・心理症状
＊ケアマネ＝ケアマネージャー＝介護支援専門員

定義

かかりつけ医（一般医、総合（診療）医、家庭医、ＧＰ、と類似語あり。本書では同義として使用。大場としては「町医者」が個人的には好きで併用、これも同義語と考えています）

目次

序章

かかりつけ医による「もの忘れ外来」のすすめ

大場敏明

第1章

かかりつけ医(一般医・総合医)の出番①

大場敏明

第2章

かかりつけ医（一般医・総合医）の出番②

大場敏明

第3章

その人らしい生活と人生をつなぐ家族の支援、相談員の重要性

高杉春代

第4章

トライアングル支援への「要」・調整役としての「もの忘れ外来」

高杉春代

終　章

かかりつけ医の「もの忘れ外来」――時代が求める「課題」と成功させる「極意」について

大場敏明

序　章

かかりつけ医による「もの忘れ外来」のすすめ

大場敏明

事例　アルツハイマー（AD）とともに生きて13年、今も在宅でおだやかに

・茶道の先生が認知症？

最初に、当医療法人が最も長く診させていただいている認知症の方を紹介しましょう。坂上淑子さん（仮名）は、90歳になるエレガントな女性です。初診は当院開設の平成12年、坂上さんは75歳でした。その時も、現在と変わらない穏やかな笑顔が印象的でした。坂上さんはその後も、高血圧症などで当院への通院を続けました。

初診から1年が経過した頃、ふとしたことから坂上さんが茶道のお師匠さんであることがわかりました。私自身興味があったので、「クリニックの職員とともにお茶の作法を教えていただけませんか」とお願いしました。坂上さんは「私でよろしければどうぞ」と控えめに答え、茶道の先生を引き受けてくださったのです。それからは、忙しい診療活動の中、2週に一度味わえるお茶とお茶菓子が楽しみになりました。

ところが、しばらくして坂上さんが明らかにおかしいことに気づきました。坂上さんはおしとやかに素晴らしい立ち居振る舞いで私たちにお茶の作法を教えてくれるのですが、その内容が毎回同じになってきたのです。

そのうちに家族からも「おかしい」という話が出され、当院でまさにスタートしたばかりの

「もの忘れ外来」で診察することになりました。

「もの忘れ外来」で行われた長谷川式スケール（以下ＨＤＳ-Ｒ）は21点でした。これは境界の点数ですが、早期の認知症の可能性もあります。特に「遅延再生」という、三つの言葉をあとで思い出して言ってもらうテストは成績が悪く、初期ＡＤにも見られる特徴です。

また、画像診断（ＣＴ）で脳梗塞が見つかり、脳の萎縮も始まっていることが確認できました。その頃はまだ早期アルツハイマー認知症診断に役立つＭＲＩ-ＶＳＲＡＤの検査は開発されていませんでしたので、海馬の萎縮がどの程度なのか明確な評価はできません。しかし、家庭生活の障害等も出ており、認知症治療薬（ドネペジル）を開始しました。

・お茶の先生にエレガントなデイサービスを！

坂上さんは、ドネペジルの服用を始めても特に副作用は見られず、１年後に行ったＨＤＳ-Ｒは22点でした。進行を抑制していると考えていました。ところがその数年後、家族からまた相談があり、最近は元気がなくなって、引きこもり気味で心配だ、というのです。

認知症で認知機能が衰えてくると、不安などからうつ状態になっていくのは珍しいことではありません。次第に元気がなくなって表情が乏しくなり、社交的だった人も閉じこもってしまいます。それは認知症の進行に拍車をかけてしまうことになります。

私は、坂上さんにデイサービスに通うことを提案してみようかと考えました。

しかし、その頃、近隣には認知症対応型デイサービスがありませんでした。高齢者が通うデイサービスはありましたが、いずれも利用者が何十人もいる大きなもので、そのケアは、言葉は悪いですが「老人幼稚園」のような内容です。認知症の人の心理を考慮したサービスではなく、運動機能を維持することを主な目的とした「画一的」ケアばかりです。

私は、エレガントで気品のある坂上さんには似合わないと思いました。しかし、ほかに適当なデイサービスは見つかりません。そこで私は、「当法人で、認知症の人に適したエレガントなデイサービスをつくろう」と決心したのです。その必要性は以前から私の頭の中にはあったので、背中を押してくれたのが坂上さんの存在でした。

こうして平成18年3月、当院の2階の事務室を外へ移して、「ふれあい倶楽部」という認知症対応型デイサービスを誕生させ、坂上さんはそこに通い始めたのです。

・医療・介護・家族のトライアングル支援で「自分史」づくりも

デイサービスで元気を取り戻した坂上さん。当時から法人として取り組み出していた「自分史作成」の対象者になっていただき、家族やボランティアさん、そしてケアスタッフの協力で翌年夏に完成となりました。でき上がったご自身の自分史を、毎日のように読んでおられ、「面白い人生ね」と感心していたとのことです。

しかし、残念ながら認知症は年月を経るごとに徐々に進んでいきました。デイサービスでは、アイスクリームと間違えたのかハンドクリームを食べてしまったこともありました。言葉は少なくなっていき、表情も乏しくなっていきました。

ドネペジルを5㎎から10㎎に増量しましたが、明らかな改善は見られません。さらにレミニールへ変更しましたが進行を抑制できません。そのうち、今まで通っていたデイサービスへの通所もなかなか難しい状況になってきました。

その頃、当法人では小規模多機能型居宅介護事業所「えがお」の開設を目指していました。平成24年3月になってオープンしたので、坂上さんはここでもまた最初の利用者（通所と泊まりを利用）となりました。

認知症の人は病気の進行とともに生活障害が進みますので、その容態に合わせて適切な投薬調整と介護サービスに変えていくことが必要になります。認知症の人を医療と介護で支えていくことを目的としている当法人は、そうした坂上さんたちの容態とニーズに合わせて事業展開し、医療とケアの内容を発展させ、進んできたとも言えるのです。

坂上さんは、現在も在宅で「えがお」を利用しています。認知症はさらに進んでいて、言葉はほとんど出ず、HDS-Rも実施不能となっています。歩行も困難で車椅子ですし、嚥下力が悪くなって誤嚥を起こしやすくなっており、重度です。メマリーも併用しましたが、かえって覚醒不良になり、中止したらはっきりと覚醒したりと、こまめな調整が必要です。

しかしそれでも、認知症が始まって以来の十数年間を、医療・介護サービスを受けながら在宅で穏やかに過ごすことができています。ご家族が大変な面もありますが、坂上さんの若い時からのお人柄そのままに、今もエレガントで知的な風情で暮らしておられるのです。

認知症になっても、そしてそれが進行しても、その方が長年住み慣れた地域で家族と一緒にその人らしく暮らしていける。現時点では、これこそが認知症の人を医療とケアと家族とで支えていくベストな状態ではないかと考えています。

新オレンジプランで「かかりつけ医が出番」の時代を鮮明化

⦿旧プランから新プランへ……認知症高齢者等にやさしい地域づくり

平成25年施行のオレンジプラン（旧プラン）は、正式名が「認知症施策推進5カ年計画」で、内容については、拙著『ともに歩む認知症医療とケア』（平成27年刊・以下「前著」）で紹介・解説しており、その多くが当院や介護事業所等の実践と共通していると述べた通りです。

つまり、認知症の治療だけを主目的とするのではなく、認知症の人とともに歩んでいく「医療とケア」、そして「ともに生きる社会の実現」こそが重要だ、ということです。

これを推進していくには、医療とともに、介護・ケア、そしてご本人の家族・地域も加えた三者が一体となって、その目標を推し進めていかなければなりません。それは、平成12年に当院を開設し、平成15年に「もの忘れ外来」をスタートさせ、介護事業所を展開してきた当法人の基本的理念「その人らしい生活と人生を支えて」の実践でもあると考えます。

平成27年1月には、新オレンジプラン（正式名称：認知症施策推進総合戦略～認知症高齢者等にやさしい地域づくりに向けて～平成27年1月27日）が制定されました。旧プラン5カ年計画のうち3年経過時点で改定された理由は、平成26年の認知症サミットで国際公約としたことで、国家施策に格上げされた取り組みが必要になってきたからだと思われます。

「新オレンジプラン」で強化されたポイントの一つが「かかりつけ医」の役割なのです。

今こそ日本全国津々浦々のかかりつけ医がより重要な役割を果たしていかなければならない、専門医だけでは日本の認知症問題は解決しない、「かかりつけ医」が認知症についても役割を最大限に発揮する必要がある、という認識が前提になっているのです。

また現状では、地域での「かかりつけ医」等による積極的な認知症医療の取り組みがまだ十分には進んでいない、という実態をも反映していると思われます。

◉新オレンジプラン……基本的考え方・7本柱

新オレンジプランは、「認知症の人の意思が尊重され、できる限り住み慣れた地域のよい環境で、自分らしく暮らし続けることができる社会の実現を目指す」、認知症の人が生まれ育った（あるいは暮らし慣れた）「地域で」「自分らしく」」、それまでと同じように「暮らし続ける」ことを戦略目標としています。

これは基本、旧プランと変わりありませんが、このように包括的・戦略的に整理されて明確にされたのは大きな発展だと思います。その実現のために、次の7項目を柱とすることが示されました。この柱も、旧プランとほとんど同じですが、さらに総合的・体系的となり、重点課題もより明らかにされてきていると思います。

【新オレンジプラン・7つの柱】

①認知症への理解を深めるための普及・啓発の推進
②認知症の容態に応じた適時・適切な医療・介護等の提供
③若年性認知症施策の強化
④認知症の人の介護者への支援
⑤認知症の人を含む高齢者にやさしい地域づくりの推進
⑥認知症の予防法、診断法、治療法、リハビリテーションモデル、介護モデル等の研究開発およびその成果の普及の推進
⑦認知症の人やその家族の視点の重視

⊙かかりつけ医の役割にますますの期待が

各項の詳細については厚労省の資料をご覧いただくとして、注目したいのは、②の「認知症の容態に応じた適時・適切な医療・介護等の提供」で、二つのポイントが示されている点です。

一つは、「認知症の容態の変化に応じて医療・介護などが連携してタイミングよく適切なサービスを提供する」ということ。そしてもう一つは、「早期診断・早期対応を軸とし、妄想・うつ・徘徊等の行動・心理症状（以下ＢＰＳＤ）やほかの合併症等が現れた時も柔軟に医療機関や介護施設等を変えることで、その時の容態にとって最もふさわしいサービスが提供される『循環型の仕組み』を目指す」ということです。（この「循環型」の中に、旧プランや新プラン原案にもなかった、〝認知症の専門医療〟＝精神科病院を大きく位置づけ、「司令塔」の役割も持たせようとしている点についてだけは、大きな驚きと疑問を感じ、批判を持っています）。

新オレンジプランでは、これらを実現するために「軸」となる「早期診断・早期対応」について、「まず何よりも身近なかかりつけ医が認知症に対する対応力を高め、必要に応じて適切な医療機関につなぐことが重要である」と強調しています。

日常診療で生活習慣病などを診ながら認知症の早期診断・早期対応を行い、適切な医療や介護につなげる。それはかかりつけ医が軸となってこそ実効性が出てくるのではないでしょうか。

そこで新オレンジプランは「地域のかかりつけ医の認知症対応力の向上」「認知症サポート

医の養成」「認知症初期集中支援チームの設置」にてこ入れをしています。
かかりつけ医の役割に、今まで以上の多くの期待が寄せられているのです。

◉若年性認知症施策、介護者（家族）の支援、地域づくりなど

ほかにも、認知症国家施策におけるかかりつけ医の役割は少なくありません。

7つの柱の③「若年性認知症施策の強化」は重要事項ですが、家族や周囲が「この若さでまさか」とか「病院にかかるのは抵抗がある」と思うためか、なかなか早期診断・早期対応が進んでいないのが現状です。全国各地に、敷居の低い、「かかりつけ医のもの忘れ外来」が広がれば、そのような状況が少しでも改善されるのではないかと期待されます。
④「認知症の人の介護者への支援」についても同様です。かかりつけ医なら、毎日介護している家族も一緒に相談し、アドバイスできます。しかしこれは、大病院などの専門医には、なかなか難しいのではないでしょうか。
また、新オレンジプランで目標として掲げられている認知症カフェ等の設置についても、「もの忘れ外来」を行っているかかりつけ医に、地域の認知症問題の軸として、医院スタッフ等の協力を得て、コーディネーター役を期待できるでしょう。
⑤では「認知症の人を含む高齢者にやさしい地域づくりの推進」が謳われていますが、私の

提案する「地域立脚型のネットワーク」（かかりつけ医が主軸となった地域の諸介護事業所などの連携モデル）は、「みんなで支える」社会づくりの中軸になれるはずです。

さらに、⑦「認知症の人やその家族の視点の重視」も、かかりつけ医の役割が大きいのではないかと思います。地域の「家族会」も重要で大いに協力し合っていきたいものです。

以上の課題の拠点・主軸となり、また一人ひとりの認知症の方の生活と人生を支える個別のネットワークの「要《かなめ》」役にもなれる条件と位置にあるのが、かかりつけ医の「もの忘れ外来」であり、医師・看護師・ケアマネ・相談員などでのチーム力強化が大前提だと思われます。

このように新オレンジプランは地域のかかりつけ医に、①早期診断・早期対応、②初期集中支援チームへの取り組み、③地域における認知症医療の主軸となる、三つを期待しています。

今まさに、日本全国のあらゆる地域で「かかりつけ医の出番だ」と言えるでしょう。

かかりつけ医による「もの忘れ外来」、四つの特徴

◉認知症は根治できない生活障害病、かかりつけ医の〝得意分野〟

認知症医療の困難さは、病気本態が未解明で根治薬などが開発されておらず、ご本人がそれまで続けてきた「暮らし」が維持できなくなる生活障害病だということにあります。生活障害

への治療薬は存在しませんし、生涯にわたる療養とリハビリ・自立生活維持を必要とします。この〝根治できない〟〝生活障害の治療薬はない〟そして〝療養が一生〟とは、そもそも多くの内科疾患にとっての課題でもあります。つまり、かかりつけ医の診ている多くの生活習慣病などへの診療と共通している、いわば〝得意分野である〟と言えるのではないでしょうか。

認知症が治らないながらも、その問題を少しでも解決して認知症の方やご家族がその地域で自分らしい生活と人生を続けていくためには、①医療、②介護（ケア）、③家族・地域という、三つの柱がしっかりとつながっていることが不可欠です。それがお互いに有機的に機能して初めて、認知症の人は自分らしく地域で過ごしていけるのです。

認知症地域ネットワークでの中軸の役割を期待されているのが、かかりつけ医であり、その「もの忘れ外来」です。地域医療の担い手であるかかりつけ医が、そのつながりを生かしてこそ、有機的で有効な連携が可能となるのです。そのためには、次のように、かかりつけ医による「もの忘れ外来」四つの特徴が発揮されていくことが重要だと考えます。

◉特徴①　敷居が低い、継続的受診（対応）が可能

一つ目は、かかりつけ医が行っている「もの忘れ外来」であれば受診しやすい、家族も連れて行きやすいという点です。これはかかりつけ医だからこそであって、大病院の専門外来には

ない大きなメリットで、これが、認知症対策の重点、早期診断・早期対応にもつながるのです。

認知症は生活習慣関連疾患と言ってもよいものですが、日常生活の中で少しずつ悪くなって、気がついたら認知症というケースも少なくありません。認知症の早期診断・早期対応の課題に関連して、そもそも軽度認知障害（以下ＭＣＩ※）の段階で発見して適切な対応ができれば、発症予防にもつながるので、きわめて重要です。

また若年性認知症（65歳未満で発症する認知症）の課題も大きく、本人は社会生活の現役である場合が多く、本人はもちろん家族にとっても重大な事態となります。その点でも、早期診断・早期対応はより必要になります。

一般外来に定期的に受診している中高年の生活習慣病患者さんに対して、医師が認知症の発症に注意を向け、早期発見の心掛けも重要です。

「もの忘れ外来」を行っている医師であれば、一般外来患者さんの変化や相談に、簡単な検査を行うことも可能です。かかりつけ医の「もの忘れ外来」が、地域住民の認知症早期発見に大きくつながっていくのです。

※ＭＣＩとは　1．記憶障害の訴えが本人からあり、家族なども裏づける。2．日常生活動作・全般的認知機能は正常。3．年齢に比して記憶障害あり。4．認知症とも正常とも言えない中間状態を指す（定型のＭＣＩ診断法はない）。

また、認知症という病気は、本人が気づきたくない病気でもあります。「最近忘れっぽくてね」と不安に感じても、「年のせいだよ」と思いたいわけです。そして「認知症のわけがない、専門医や病院に受診などするものか」と反発したりするのです。そのような時も、かかりつけ医のいつもの先生なら、敷居が低く気楽に相談できるでしょう。これも認知症の治療・対応を遅らせないためにとても大切なことです。

さらに、かかりつけ医であれば一貫して継続的な対応が可能です。

認知症の多くは生涯の病気であり、一人の医師が経過を長く観察して状況に応じて、薬の調整、介護方法など、対策を適宜変えていくことが重要です。かかりつけ医による敷居の低い「もの忘れ外来」であれば定期的に気軽に通院できるので、その時々の病態の変化に臨機応変に対応することが可能なのです。これも、かかりつけ医だからこそできるのだと思います。

◉特徴② 認知症の人の全身管理、生活管理が行える

認知症の人は、多くが高齢者です。認知症だけでなく、高血圧・糖尿病・心臓病・腎疾患等々、全身的な病気・生活習慣病にも罹っている場合が少なくありません。また、老化現象などによるリスクも抱えています。

しかし認知症の専門医は、ともすると認知症の脳機能・精神状態・心理症状などの病気だけ

を診ている場合が多く、「身体疾患は内科医などに診てもらいなさい」と他科回しとなります。診察室にやって来た認知症の人がどのような生活そして人生を望んでいるのか、周囲の方は何に困っているのか、認知症を悪化させるような生活環境があるのかないのか、といったことには頓着しない医師が少なくありません。しかし、身体状況や生活状態に注意を払わないで、認知症の神経・精神症状への薬物治療だけでは、満足できる治療効果を出せない場合が少なくありません。

薬物治療だけではなく、認知症の人の生活環境調整やケアの関与、接し方の変更などで、症状が改善するというケースも少なくないのです。

かかりつけ医は地域に暮らす総合医ですから、認知症医療の専門性は必ずしも高くなくても、認知症の人の心身全体と生活環境なども診ることには慣れています。そのようなかかりつけ医が認知症も診て、ＢＰＳＤの治療も行うことは、認知症の人にとって大きなメリットになります。認知症医療では、全身管理と生活環境調整もとても重要なのです。

◉特徴③　家族（介護者）も一緒に診ていく

認知症の人の生活環境で大きな位置を占めているのが、介護者との関係です。在宅の場合は多くが家族であり、施設入所者であればケアスタッフです。「もの忘れ外来」に付き添って来られるのも、主介護者の奥さん、娘さん、あるいはご主人等が多いものです。

その付き添い家族が、認知症の方とどのように暮らしており、どんな苦労をされているのか、お聞きしたり、雑談の中から察知したりすることが、かかりつけ医の役割ともなります。

それによって、家族に対して生活環境や接し方の改善のアドバイスを行うのですが、それはかかりつけ医こそ得意とするところです。

同時に、介護している家族自身の健康状態も診ていくということも重要です。

認知症の人の介護は、苦労がつきものです。毎日毎日が忍耐の連続で、ぎりぎりの状態で暮らしている介護家族もおられます。認知症の方にとって「頼みの綱」である介護家族が倒れてしまったら大変です。また、介護家族の心を穏やかな状態に保つことが、認知症の人のBPSDの改善にもつながることが少なくありません。

認知症の方を診ながら、付き添いで来た介護家族の様子を推し測りながら、必要に応じて相談に乗ったり、希望があれば診察したりすることは、かかりつけ医だからこそできるものです。

⦿特徴④　トライアングル支援、地域づくりの「拠点」になれる

新オレンジプランが提唱しているのは、「認知症の人が住み慣れた地域で自分らしく暮らし続けることができる社会の実現」です。「認知症の人対策」という発想ではなく、認知症の人が、

その人らしく生活し続けられる環境と社会の制度をどう作り上げていくのかという、その方の生活と人生を保障する考え方です。

そのために、①身近な医療機関（かかりつけ医）への受診、②的確な介護サービスの利用、③家族・地域の環境（関係）の調整が重要です。私たちは、これを「トライアングル支援」と位置づけて、前著でも再三再四、その重要性を強調してきました。

私は、このトライアングル支援の起点となり、また「要」役となれるのが、地域におけるかかりつけ医が行っている「もの忘れ外来」であると考えています。そこを拠点として適切な介護・ケアや家族・地域での支援につなげていき、認知症の病状の進行状況に応じて投薬調整しながら、たゆむことなく支援を継続していく必要があります。

かかりつけ医の「もの忘れ外来」、全国各地で取り組もう

⦿最初は隔週1回でも始めよう、「もの忘れ外来」

地域に根ざした医院で、高齢の患者さんが多く通ってくるような先生であれば、私はあまり難しく考えないで「とにかく始めてみる」ことをお勧めしています。始めてみれば、足りないこと、工夫できること、修正すべきことなどがはっきりしてくると思います。試行錯誤は当然

となりますから、まずは実践、スタートです。

ただ、はっきりしているのは「もの忘れ外来」は、一般外来の中で一緒に行うのは困難だということです。別枠の予約外来にした方がよいと思います。最初は隔週1回（月2回）、1単位（2～3時間くらい）の「もの忘れ外来」を開始してはいかがでしょうか。

また、診療で認知症の多様な病状・訴えを聞き、諸テスト・検査をするのは、時間がかかります。初診であれば、なおさらです。そこで、最初は一人30分という枠を想定する、つまり1単位の診療で最大5～6名くらいということになります。

⦿問診や検査（認知機能評価テスト）などのセットを準備。初診に使用できます

巻末に、私たちが使っている問診票のひな型を掲載しました。認知機能評価テストは、長谷川式簡易認知評価スケール（HDS-R）、時計描画試験（CDT）、立方体透視図描画、認知症アセスメントツール（DASC21）、FAST等を利用しています。これらはネットからダウンロードできます。

ご本人や家族に対する問診・検査は、できれば看護師などにやり方を覚えてもらい、行えるようにしておくと、スムーズな外来ができます。認知症の問診や検査は慣れも必要ですから、事前にトレーニングしておきましょう。もちろん、医師も慣れておくことが必要です。

当院では、初診時に看護師か保健師が、ご本人・同行者（家族）に対して、診察室とは別室で面談して、問診・認知機能テストを聴き取ります。その際、ご本人の前では聞きにくいこともありますので、家族など同行者から別に聴くこともあります。臨機応変な対応が必要です。

⦿医師による診察室での問診や診察（「初診時カルテ記載項目」の利用も）

次に医師の診察となりますが、問診・HDS-R等を参考に、また包括や他院からの紹介の場合には、情報提供書等を参考に、外来診療に入ります。その際、次ページのように、「初診時カルテ記載項目」を使うと漏れ落ちが少なくなり、必要な問診を追加して、その人の人となりや悩み・病状・生活状況などをカルテ記載で主治医意見書にも連結できます。

その際、初診者とその家族など付き添いの方とのコミュニケーションを積み重ねながら交流と信頼感を築き、診察を行うことが、より深い聴取となります。その中で病状の把握が的確にできれば、診断と治療方針の策定に有効なカルテ記載となるでしょう。こうしてより深い交わりができれば、一回の診察によって、何年来の旧知の仲であるかのような関わりがつくれる場合も出てきます。そうなれば、再診・再再診へとスムーズにつながっていくでしょう。

初診時カルテ記載項目（カルテ２号用紙・＜＞＝主治医意見書の項目）

〔同行者〕なし・家族・包括・近隣 他（　　）　〔紹介者〕（　　　　）

〔家族歴・構成〕独居/高齢世帯/子と同居/子一家同居　子弟　人（　男　女）上から順に名/年（　　　　　）

身近な人の健康状態、 夫・妻の病気　　　　認知症の人の有無

＜他科受診＞なし・有➡　　科〔持病〕病名　・治療　・院所　〔既往歴〕手術・入院　病名　　年

＜症状・傷病経過・心身の状態＞

〔主　訴〕困り事➡（本人の　　　）　・（同行者/家族の　　　）

〔もの忘れ（中核症状）〕いつ頃から（　　）記憶（日にち　しまい忘れ）見当識（時間・場所・人）

〔生活障害〕いつ頃から（　　）　内容（　　　　）

＜経過・治療内容＞（生活機能低下の原因傷病の最近６か月中心）

＜心身の状態＞

(1)日常生活自立度：寝たきり度 自立・A1.2・B1.2・C1.2　認知症自立度 自立・Ⅰ・Ⅱ a.b・Ⅲ a.b・Ⅳ　M

(2)認知症の中核症状　短期記憶（問題なし あり）日常・認知能力（自立 いくらか困難　見守り）

意思伝達能力（伝えられる　いくらか困難　具体的要求に限定　伝えられない）

(3)行動・心理症状　なし　有（いつ頃から：　　）➡ 幻視・幻聴・妄想・昼夜逆転・暴言・暴行・介護抵抗・徘徊・火の不始末・不潔行為・異食・性的問題行動・不穏・イライラ

(4)その他の精神・神経症状　なし　有➡

＜生活機能とサービス利用＞

(1)移動　屋外歩行（自立・要介助・不能）歩行補助具・車椅子の使用（不使用・屋外で使用・屋内で使用）

(2)栄養・食生活　食事行為（自立・全面介助）現在の栄養状態（良好・不良）留意点➡

(3)現在・今後発生可能性 状態　尿失禁・転倒骨折・移動能力の低下・褥瘡・心肺機能低下・閉じこもり・意欲低下・徘徊・低栄養・摂食嚥下機能低下・脱水・易感染・その他

〔仕事・趣味〕仕事　現在（定年時）（　　年）その前（　　年）定年後（　　年）趣味

嗜好（飲酒）　合/日　×　日/週　（喫煙）　本/日×　　年

〔所　見〕血圧　　脈　　歩行（普通・傾き歩行・車椅子他　）HDS-R　/30　CDT　/15

年齢 /1　年月日 /4　場所 /2　即時記憶 /3　連続減算 /2　数字逆唱 /2　遅延再生 /6　箱内即時再生 /5　野菜名想起 /5

＜診断名＞AD　VaD　LBD　FTD　MCI　正常

〔処　方〕次回検討・BPSD 治療・抗認知治療

〔検　査〕本日尿採血　MRI-VSRAD、CT 予約＝（　）病院

〔診療計画〕再診　訪問診療・紹介（専門医・疾患センター）

次予約　　月　日（　曜）　時　分

⦿相談員（相談担当看護師・保健師）の配置が理想的

当院では「もの忘れ外来」をスタートして8年目から、相談担当保健師（相談員）に入ってもらいました。前著でも述べたように、共著者の高杉春代です。相談員は受診の理由、つまり家族や本人が何をどのように困っているのかを理解し、今後の生活についてのアドバイス、利用可能な介護サービスの検討等々、ご本人と家族の全体を見守って道案内役をする存在です。

つまり、相談員はケアマネージャー的能力だけでなく、認知症という病気の理解、トライアングル支援の全体像や介護の要件、家族への介護指導等々の熟知も必要です。

相談員は、当院が「もの忘れ外来」を実際に行ってみて「こういう存在こそ必要だ」と気づいて設置したもので、「もの忘れ外来」をより充実し強化するには不可欠の存在です。個々の認知症の人に対するトライアングル支援などの全体的な中軸＝要役を果たすには、医師一人ではとても困難であり、看護師・ケアマネ・相談員などでのチームワークが不可欠だと思います。

この相談員の仕事は当院の独自制度で、保険点数制度での評価は何もありませんので、「もの忘れ外来」を始めようとする医院に相談員を置くことは簡単ではありません。しかし、言うなれば、先行投資的人件費と割り切って実行していくことも必要かと思います。

いずれにしても、まずは看護師のケアマネージャー有資格者に問題意識を持ってもらい、相談員として「もの忘れ外来」に配置してみてはいかがでしょう。

当法人の認知症医療と介護の包括システム

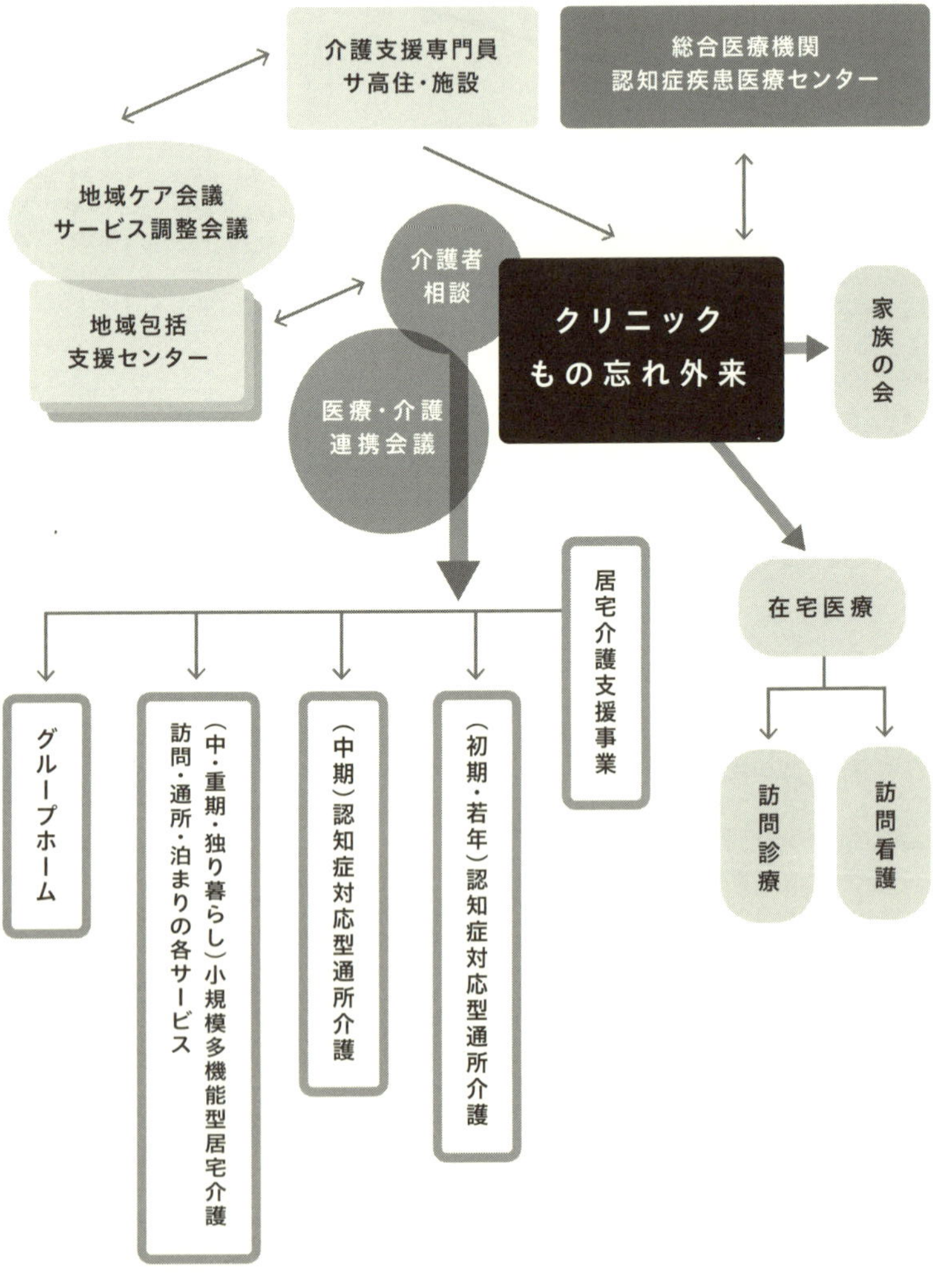

第1章

かかりつけ医（一般医・総合医）の出番 ①

大場敏明

急増する認知症、外来の「門戸」をより広げ、早期対応へ

◉かかりつけ医の「もの忘れ外来」が草の根で認知症パニックを抑制する

超高齢社会への突入とともに、認知症の人の数は急速に増加しています。平成27年1月、厚生労働省は認知症の人の数は10年後には700万人を超えるという推計値を発表しました。これは、65歳以上の高齢者の5人に1人が認知症という計算になります。

このような状況で心配されるのが、受け入れ体制の圧倒的な不足です。認知症は現在、町中にある普通の医院で気軽に受診できる状況は、未だ整ってはいません。都道府県に何箇所かある疾患センターや総合病院などで行われている専門医による「もの忘れ外来」だけでは、とても急増する認知症の人を診きれるとは思えません。

しかも序章で述べたように、認知症問題は医療だけの話ではなく、介護事業所、隣近所の環境、さらに地域の行政まで含めた総合的な問題でもあります。事業所や地域の受け入れ体制も、現状ではまったく不十分です。このままでは、まさにパニックに陥りかねません。

新オレンジプランは、今まさに始まっている認知症急増時代に対応して、焦眉の急で策定した国家戦略だとも言えるでしょう。

かかりつけ医が「もの忘れ外来」を行うことは、まず気軽に受診できる場所を増やすこと、またそこが介護事業所や地域も含めて行うトライアングル支援の要になることにつながります。これは序章で述べた、かかりつけ医による「もの忘れ外来」のメリットです。

そうした中で、かかりつけ医が行う「もの忘れ外来」が重要視すべきことの一つが、早期診断・早期対応と言えるでしょう。認知症の人を早期に、できればＭＣＩの段階で見つけて、急増と悪化を少しでも抑制していく役割を果たすということです。

認知症の人の最初の受診を遅らせないためには、気楽に受診できる雰囲気の外来が必要です。かかりつけ医の「もの忘れ外来」なら、世間話も冗談も言える外来がつくれるでしょう。たとえ認知症と診断しなければならない場合でも、「トライアングル支援で大丈夫」という安心感をご本人・ご家族に持ってもらうことも重要です。

そのような雰囲気の「もの忘れ外来」を地域に広め、少しでもおかしいな、気になるなと思った人が受診できるように、門戸をより広げていくことが大切です。

◉認知症は日頃診ている生活習慣病患者さんから発症する

かかりつけ医による認知症医療が有利なのは、認知症予備軍とも言える生活習慣病患者さんを、かかりつけ医がたくさん診ていることです。

認知症の原因はすべてが明らかになっているわけではありませんが、そのリスクは生活習慣病により増加していることが統計的にもわかってきています。つまり、カロリー過剰摂取、肥満、運動不足、ストレス、タバコ、アルコール（飲みすぎ）など良くない生活習慣は、遺伝的要因と重なって、高血圧、糖尿病、脂質異常症、動脈硬化などを引き起こします。そして同時に認知症のリスクも高くしているのです。

厚生労働省・全国実態調査の主任研究員として、認知症の有病率が先行調査をはるかに上回ることを解析し、認知症急増時代の警鐘を鳴らした朝田隆先生（筑波大元教授）は、認知症は「生活習慣病あるいはメタボリックシンドロームとも捉えられるのでは」と講演されています。

つまり、高血圧、糖尿病などの治療で定期的に医院に通っている患者さんは、今は認知症ではなくても、あとあと認知症になっていく可能性が、生活習慣病がない人たちより高いということです。「もの忘れ外来」を開いているかかりつけ医がまだ少ない現状では、そのような患者さんが知らず知らずのうちに認知症になっていたとしても見逃されかねないのです。

「もの忘れ外来」を月に2回でも行っている医師であれば、生活習慣病で定期通院の患者さんから早期の段階や発症前のMCIを発見し、必要に応じて専門医へ紹介して早期対応できる可能性も高くなるでしょう。そうなれば、全国的にも認知症の増加に歯止めをかけることにもつながるでしょう。まさにかかりつけ医の出番なのです。

◉若年性認知症の早期診断・早期対応

65歳未満で発病した認知症を、「若年性認知症」と言います。認知症の重大な発症リスクに加齢があるため、認知症の人の多くは70代以上で、若年性認知症はまれだと言えます。しかし「認知症は高齢者の病」と思い込んではいけない程度に、若年性認知症は増加しつつあると言われています。若年性認知症の推定発症年齢の平均が51・3歳という統計もあり、50歳を超えると発症頻度が高くなるので、50歳未満での発症はさらにまれになります。しかし、10代、20代で発症する認知症でさえ、ゼロではないとのことです。

「年齢階層別で見た人口10万人あたりの若年性認知症の有病率」を見ると、18〜19歳で10万人あたり0・8人、20代前半で5・1人、20代後半で5・8人となっていて、さらに30代、40代と年齢を重ねるほどわずかずつ増えています。

もともと認知症を起こすのは、四大疾患（①アルツハイマー病、②脳血管障害、③レビー小体病、④ピック病）等さまざまですが、若年性認知症では、血管性が最も多いとの統計もあります。ただし10代、20代で起こる特に若い人の認知症は、遺伝による「家族性アルツハイマー病」が多いと言われています。

若年性認知症で問題になるのは、進行が早い時もあり、また進むとBPSDも出がちで、周囲の理解がないと職場や家庭でトラブルになりやすいことです。

当院「もの忘れ外来」の統計から①

◉23人の若年性認知症の特徴

①年齢分布：
54歳以下5人、55～59歳 5人、60～64歳13人

②初診時同行者：
配偶者12人、子供さん5人（全員女性）、独り受診4人（女性と男性が同数）

③症状・主訴（重複あり）：
もの忘れ12人、家事の失敗6人、頭痛めまい3人、徘徊・迷子・粗暴3人、幻覚・妄想3人、アパシー2人

そして、認知症の人ご本人が一家の大黒柱だったりすると、家庭全体が困難に陥ってしまう危険性もあります。

症状は当院統計①のように、もの忘れ・家事の失敗・頭痛めまいなどの他、BPSDも少なくありません。

一方で、そのような若さで認知症になるとは思いませんので、受診が遅れたり、他科で不適切な処方を受けて症状が悪化したり、ということになりかねません。

かかりつけ医による「もの忘れ外来」は、若年性認知症を心配する方や家族に手を差しのべる入り口になるべきです。

事例　25歳で「もの忘れ外来」を受診したＯＬ

「最近、忘れっぽくて困っているんですよ。病気じゃないかと心配になって……」。そう言って「もの忘れ外来」を受診されたのは、当時25歳だったＯＬの小田麻衣子さん（仮名）です。この方は、19歳の頃に湿疹で初めて当院を受診して、その後も風邪などで受診していました。このような若さで「もの忘れ外来」に受診する事例は初めてでしたが、麻衣子さんにとっては慣れているクリニックなので受診・相談しやすかったのでしょう。

麻衣子さんは、会社で終業前にその日のまとめを日誌につけてから帰るのが日課ですが、最近はその日にやったことが思い出せず日誌がきちんと書けなくなった、と言います。

まさかとは思いましたが、念のためにＨＤＳ-Ｒを行いました。「連続減算」といって、１００引く７を答えてもらって、その答えからまた７を引くというテストがありますが、麻衣子さんは２回目（93引く７）で答えに詰まりました。また、言われた数字を逆から言い直す「数字逆唱」では、３桁まではできましたが４桁は答えられませんでした。さらに、平仮名やカタカナだけの文章から「あいうえお」などの特定のカナだけを拾っていく「カナ拾いテスト」では、60個のうち26個しか拾えませんでした。

しかし、言われた三つの単語を覚えてもらって、引き算等のあとで思い出してもらう「遅延再生力」のテストなどはできます。HDS-Rは25点でした。

本人が希望したので、さらに血液検査、MRI-VSRAD（早期アルツハイマー診断支援システム）を実施しましたが、異常は見つかりませんでした。

私は、こう言いました。「いろいろ調べましたが、異常はありませんでした。心配する必要はないですよ。疲労がたまって、注意力が散漫になっているんじゃないかな。休みをとったりして、心身をリラックスさせたらどうですか」。

麻衣子さんはその後、風邪などで外来受診することもありましたが、もの忘れについては何も訴えていないので、おそらく安心して良くなったのだと思います。

このように、気軽に受診できるかかりつけ医の「もの忘れ外来」が身近にあることは、住民にとってとても安心かと思います。

「もの忘れ外来」（認知症診察）にかかるさまざまなきっかけ

①心配になって本人が一人で受診（「独り受診」の方）

認知症は、忘れっぽくなった等の自覚はあっても、ご自身に病気という認識＝病識が乏しいことも少なくありません。したがって、ご本人が一人で受診するのはまれなことでした。

近年、認知症の前段階であるＭＣＩや認知症の早期診断・早期対応の重要性が強調されてきて、記憶力の低下や間違えが多くなってきたことを「認知症ではないか」と心配する人が増えてきています。ただし実際の受診行動にまで結びつける人はまだ多くないのが現状でしょう。

しかし、認知症の早期診断・早期対応のためには、ご自身が心配するような段階で受診すること、一人でも受診することが大切になります。記憶障害は、先ほどの小田さんの例のように若い人でもストレスや疲労などで一時的に起こることがあります。

当院の統計②（次ページ参照）のように、「独り受診」の方の特徴は、平均年齢が70歳近くで、ＨＤＳ-Ｒの平均は、25・7とごく軽く、早期段階で受診している状況が窺えます。また市内近隣の方が大多数で、ここに、敷居が低くオールラウンドな相談を聞いてもらえるかかりつけ医による「もの忘れ外来」の意義の一つがあるわけです。

次に「独り受診」の二事例を紹介します。

事例　作業が遅くなったＡＤ初期の陶芸作家

東山昭正さん（仮名・認知症初診82歳）は、70歳から脂質異常症・心疾患などで当院に通院し、糖尿病、間質性肺炎、脳動脈硬化などで病院にも通っています。陶芸が趣味で、その作品が素晴らしいので、専門店でも販売され、いつも売り切れるとのことです。

当院「もの忘れ外来」の統計から②

◎「独り受診」15人の方の特徴

①**住居**：市内14人（早稲田地区8人　早稲田地区外6人）、市外1人
②**受診動機**：妻にもの忘れが増えたと言われたなど家族のすすめ（3人）
多くは、自覚して受診
③**診断分類**：AD6人、正常3人、血管性2人、MCI1人、その他3人
④**初診時年齢**：平均70歳（40未満1人、40代1人、50代1人、60代4人、70代5人、80代3人）
⑤**HDS-R**：平均25.7点。全員20点以上：20点1人、　21～25点7人、26～30点7人
⑥**Zスコア**：平均1.6。1未満3人、1～2：4人、2～3：3人、3以上：1人
未検査4人

80歳になり、味覚障害が出現、某大学の味覚外来にも通院していました。亜鉛などで、味覚が改善してきたと喜ばれていました。しかしその2年後に、「忘れっぽい、意欲が減退してきた、作業時間が遅くなってきた」と、「もの忘れ外来」に通い出したのです。診察の結果、HDS-R24点（遅延再生3/6など）、MRI-Zスコア3・43と強い海馬の萎縮があるなどADと診断、ドネペジルを開始し、2か月後に、効果が見られてきました。

「ボケ予防の薬（ご本人の表現です）を飲み始めてから、頭がすっきりしてきた。作業がはかどるようになった。元気になって陶器づくりにも打ち込める」と明るい顔です。1年後には、HDS-Rが何と30点満点となり、最近は、24点、22点と推移しています。その後、肺炎、糖

尿病で入院したり、ドネペジルを10㎎へ増やしたり、漢方薬を追加したり、体操に積極的に取り組んだり、今もなお陶器づくりを続け、元気を取り戻している陶芸作家さんです。

事例　食品会社の社長さん

小柴道夫さん（仮名・75歳初診）は、食品会社の社長さんで、東北や四国から仕入れて、小売店やスーパーに卸しています。韓国や中国からの輸入品もあり、国際取引をしている実業家です。以前、NHK事業団と読売新聞の共催で、浦和で開催された「認知症フォーラム」の新聞記事を見て、当院の「もの忘れ外来」に受診されたのです。

初診時のご本人の心配は、「電話をかけたことや、注文されたことを忘れるので困っている」とのことでした。そして問診の中では、「同じことを何度も言う、置き忘れやしまい忘れが目立つ、時々、日時や時間を間違える」との訴えで、かなり困っている様子でした。

実は、それ以前に、二つの医院でもの忘れを訴え、また10年来通っている病院でも心配で訴えたそうです。そして検査では、初期認知症と診断されたが、薬は飲まなくてもよいと言われたとのことで、様子を見ていたものの、やはり心配となり、当院受診となったのです。

血液検査は異常なく、ＨＤＳ-Ｒ25点（数字逆唱と遅延再生がマイナス２点）でした。ＭＲＩ-Ｚスコアは２・41と萎縮がかなり見られる状態で、ＡＤと診断し、ドネペジルを開始しました。

2か月過ぎ頃より、「頭がスッキリして、絶好調です。副作用の胃腸症状も出ていない」と明るい表情になりました。その後、お一人での通院が続き、HDS-Rは29から30点まで改善していました。

ところが3年半たった頃に、一時中断され、25点に戻り、その後「忘れっぽい」と心配した家族の同行通院となり、現在は再び内服治療を続けておられます。

②家族が心配して（家族に付き添われて）受診

認知症の人に病識が少ない場合、最初にその症状を発見して「おかしいな」と思うのは、いつも身近に接している知人や家族ということになります。しかしとてもデリケートな問題ですから、明らかにおかしいと思っても、本人に指摘したり受診を勧めたりすることは容易ではありません。

当然、いちばん心配して、受診を勧めるのは家族です。ですから、家族が「もの忘れ外来」に同行してくるケースが最も多くなります。これは当院の統計③にも見られる通りです。

当院「もの忘れ外来」の統計から③

◎受診者紹介経路分布　家族付き添い受診が最多

平成20年時点では、ケアマネ紹介46%、家族が26%、自院外来13%（第23回保団連医療研究集会・発表）でした。このうちケアマネ紹介も、受診は多くが家族付き添いです。また、最近の平成24年～ 27年までの4年間の平均では、家族等35%、ケアマネ紹介等15%、自院外来12%で、家族が関わる受診が6～7割を占めています。

事例

AD初期のおひとり様、ふれあいサロン利用

「上野に着いたが、何をしに来たんだっけ……?」。これが島村悦子さん（仮名）が、73歳の時に「もの忘れ外来」を受診したきっかけです。中部地方在住のお姉さん付き添いです。

悦子さんは、元気に独りで暮らしていましたが、最近はもの忘れが増えて、道に迷ったり、物事への関心や興味がなくなり、将来が不安で寂しいと、電話でお姉さんに相談したのです。電話口で同じことを何度も聞き返してくる妹を心配したお姉さんが、こちらの地域包括支援センターに相談して、当院の「もの忘れ外来」受診となりました。

悦子さんは元美術教師で、お姉さんは元英語

教師です。悦子さんが不安に思ったのは、東京の上野まで出掛けたが、上野に着いてから何をしに来たのかがわからなくなって、そのまま家に帰ったことでした。そのようなことは初めてだったので、愕然としたそうです。

ＨＤＳ-Ｒは27点で、ＭＲＩ-Ｚスコアは１・33、脳萎縮は海馬の部分で少し見られ、他の諸検査は異常なしでした。これらの結果や生活障害の出現から、ＡＤ初期と考えました。

「脳は病気の初期段階のようですね。独り暮らしで刺激が少なく、脳が不活発になっていますかね。趣味や『脳トレ』などに取り組んでみたらどうでしょう。人生楽しんでください」

私はそう説明して薬の処方はせず、生活の中での改善を目指していくように助言し、当法人の初期認知症の人向けデイサービスに通ってはと勧めました。悦子さんは、すぐにボランティアとしてデイサービスに通うようになり、将棋が強かったので、ほかの利用者に将棋の指導をしたりして、楽しく過ごされていたようです。また近くの「ふれあいサロン」の利用も始めました。

悦子さんはそのまま薬なしで過ごしておられましたが、やはり独り暮らしは心配だということで、最近、お姉さんの自宅に近いケアハウスに転居されました。

事例　独居の77歳、通院と通所の相乗効果で明るい暮らし

加藤淑代さん（仮名・77歳）は旦那さんとは死別し、独り暮らしです。それでも近くで娘さん家族が暮らしているので安心でした。

ところが、５年ほど前からもの忘れが出てきました。最初は置き忘れとかしまい忘れ程度でしたが、やがて同じことを何度も言ったり尋ねたりし、銀行へ行ってもＡＴＭの操作ができず、そのまま帰って来てしまったり、ということが起こってきました。

さらに、娘や孫の年齢や季節の区別、着るものの判断が困難になってきました。「困ったことがある」との娘さんへの電話が毎日になり、１日３回になり、１時間おきとなってきました。「おかしい」と思った娘さんが、当院の「もの忘れ外来」に連れてきたのが2年前です。

初診時のＨＤＳ-Ｒは21点で、ＭＲＩ-Ｚスコアは４・56と海馬に強い萎縮があることが示されました。ＡＤと診断してドネペジル３㎎を処方し、ビタミンB12欠乏も見られたので、ビタミン剤も加えました。また、鉄欠乏性の貧血も治療しました。

治療を開始して、加藤さんに変化が現れてきました。診察中の会話も明るくなり、表情には笑顔が絶えません。自分でも「元気になった」と喜んでいます。やがて家計簿をつけるようになりました。日記を書くように勧めましたが、それはなかなか難しいようでした。

その後2年が経過していますが、HDS-Rは悪くなっていません。記憶障害は相変わらずあるものの、今も週2回デイサービスを利用しながら、また娘さんのサポートも受けながら、独居でも明るく生活できています。ドネペジルやビタミン剤などの服用、施設の利用が相乗的に効いたものと思われます。

③隣近所や友人、民生委員に付き添われて（増えている〝おひとりさま認知症〟）

独り暮らし（独居）の高齢者が急増しています。家族がいなくて終日誰とも話さない生活の高齢者が多くなっていると思われます。

しゃべらないことは脳を使わないことですから、高齢者の独居は認知症のリスクでもあります。ベストセラー『おひとりさまの老後』の著者で社会学者の上野千鶴子氏は、近著『おひとりさまの最期』で、がんの終末期と認知症は〝秘境〟である、つまり、難しい、踏み込みにくい分野だと述べています。

独居の高齢者が認知症になった場合、最初に気づくのはご自身だったり、近所の人たちでしょう。買い物ができない、金銭トラブルが起きる、いわゆる「徘徊」や迷子になり、別居の家族に連絡が行ったりします。さらに進行するとゴミ屋敷状態で異臭の苦情が寄せられる、むやみに歩き回ってピンポンを押し続けるなど、BPSDが目につくようになってきます。

当院「もの忘れ外来」の統計から④

◎独居認知症（いわゆる「おひとりさま認知症」）24名について

①紹介経路：家族が探して25％、当院一般外来20％、包括センター20％、他病院・施設15％、民生委員10％、CM5％、自分で探して5％

②症状・受診理由（重複あり）：記憶障害75％、生活障害25％、妄想21％、攻撃性13％、幻覚・幻視13％、見当識障害8％

③通院形態別HDS-R平均：独り通院（6人）25.8点、家族付添（13人）17.3点、その他付添（3人）18.7点、不明2人

④診断分類：AD75％、混合型認知症9％、血管性4％、MCI4％

そうなると近所の方が民生委員に相談し、その民生委員に付き添われて「もの忘れ外来」受診となります。また、市町村の役所に連絡が行き、そこから地域包括支援センター経由で相談員が動いて「もの忘れ外来」にたどりつく場合もあります。

当院の統計④に見られるように、4分の1の方は、一人で通院しており、そのHDS-Rは25・8と極く軽度です。2～3割の方は、BPSDが出て、誰かに付き添われての受診です。「つながり」や「絆」で結ばれる地域環境が少しでも残っていれば、独居の高齢者の異変に周囲住民が気づき、もっと早期対応（医療・介護の提供）に結びつけられると思われます。

事例

治療開始から3年、「おひとりさま」でも元気で過ごす

園田奈津子さん（仮名・83歳）は、3年前に近所の人とケアマネージャーに付き添われて当院の「もの忘れ外来」を受診しました。

奈津子さんは閉塞性心筋症があり、大学病院に通っています。腎臓機能も悪くなり、近所の医院にも通院。独り暮らしですが、元気に暮らしていたのです。

ところが、ある時「金融関係のセールスマンにだまされて」何百万円も失ってしまったそうなのです。正確なところはわからないものの、その話を聞いた近所の人は急に心配になりました。少し前から奈津子さんはもの忘れが増えて、考えられない失敗もしていたからです。最近は以前のようにおしゃべりもしなくなったし、元気がないようにも見えました。それで地域包括支援センターに相談して、一緒に「もの忘れ外来」に連れてきてくれたのです。

HDS-Rは22点、血液検査は異常なし、MRI-Zスコアは3・59で、海馬の萎縮がかなり起こっており、ADと診断し、ドネペジルを処方しました。

ドネペジルを服用し始めてからは、少しずつ元気を取り戻し、現在まで3年半ほど5㎎を服用し続け、HDS-Rも改善しています。最高27点で、最近は25点でした。

初診から1年くらい経過した時点で、成年後見人制度（認知症などの高齢者等の財産管理な

どを代理で依頼できる制度）も利用しています。財産をしっかり管理してくれる後見人の存在も、独り暮らしの奈津子さんを安心させる要因の一つになったと思います。

最近は付き添いなしで一人で通院され、診察室ではよくしゃべり、よく笑います。地域にある「おしゃべりサロン」も頻繁に利用しているようです。

画像検査で海馬が強く萎縮している状態でも、民生委員さんもこまめに顔を出したり隣近所や地域の支えで、３年以上経過した現在も元気で独り暮らしを続けられています。

また奈津子さんは、長年生活習慣病の治療でかかりつけ医に、そして心疾患で大学病院に通院し、血圧や心臓が悪くならないように一生懸命治療薬と減塩食生活を継続しています。まさにその延長で、口癖のように「ボケないようにしたいので薬飲んでいます」「食事の宅配などは断っている。頼むとボケてしまうので、できる限り自分でやるようにしている」と〝自立生活〟も続けているのです。

超高齢社会日本は、上野千鶴子氏ご指摘のように「みーんなおひとりさまの時代の到来」です。奈津子さんのように地域の支えを利用しながら、「もの忘れ外来」に通院し、適切な支援と安心できる自分なりの自立した生活と納得した薬物療法によって、明るく楽しく人生の最終章を、「その人らしく」生きることは可能なのです（経済的安定も前提ですが）。

④介護事業所からの紹介、脳ドック・認知症検診からの受診

介護サービス事業所、サービス付き高齢者向け住宅（サ高住）、各種の老人ホーム（有料や特養など）などを利用している高齢者が増加しています。その利用者に認知症症状が現れたり、BPSDが悪化してくると、それぞれの事業所から紹介されて、「もの忘れ外来」受診となるケースが近年目立って増えています。

一方で、最近は脳ドックや脳健診・認知症検診の結果として「もの忘れ外来」への受診に至ることも増えてきつつあります。早期診断・早期対応のためには、検診から受診への流れがスムーズに機能していくことが大切と言えるでしょう。

埼玉県草加市のように、市民に認知症検診を呼びかけて、実施する地方自治体が増えてきました。埼玉県は、70歳に無料認知症検診、県下63市町村へ事業費助成、その他の自治体でも、平成28年度から健診に取り組み出しています。これも、「もの忘れ外来」への受診のきっかけを早く見つけて、早期診断・早期対応に結びつけたい、という取り組みです。

このような取り組みがどの地域でも成果をあげる条件の一つが、すぐ近くに気軽に受診できる「かかりつけ医による、もの忘れ外来」があることだと思います。

経験談

谷口聡医師・たにぐちファミリークリニック院長（一般内科・消化器内科）

■「もの忘れ外来」を始めたきっかけ・理由

私は医学部を卒業してから外科医として8年、内科医として4年半の経験を積んでから、2010年10月に三郷市でクリニックを開業しました。

外来の患者さんの中に認知症を発症する方も見られますが、診療経験がないため、じっくり診ることはできませんでした。患者さんからもの忘れの悩みについて相談を受けることもありましたが、積極的に取り組むこともありませんでした。

認知症が疑われる方がいれば、近くの病院に紹介しました。「もの忘れ外来」を行っている現在から考えると、そもそも診察中に認知症を疑うこと自体がほとんどなかったと、あらためて思います。問題意識がなかったからでしょう。

そんな中で2014年、私は大場先生が座長をされていた「三郷市認知症ネットワーク会議」に医師会の地域医療担当理事として出席し、これが認知症医療を考えるきっかけになりました。それからは認知症関連の会議や研究会に出席するようになり、認知症を抱える本人や家族の力になりたいと思い始めたのです。

ところが、認知症診療に当たったことがない自分がどうやって「もの忘れ外来」を始めていったらいいかわからず、ただ会議に参加するだけの時間が続きました。

決定的だったのは2015年2月、大場先生の前著『ともに歩む認知症医療とケア』との出会いでした。この本で、かかりつけ医が行う「もの忘れ外来」の具体的な姿を知ることができ、私自身がやっていくイメージをつかめたのです。さらに他市医師会の認知症への取り組みなども参考にして、同年6月から当院でも「もの忘れ外来」をスタートさせました。

■「もの忘れ外来」を始めて、苦労したこと、良かったこと

「もの忘れ外来」を始めて1年以上が経過したわけですが、まだまだ勉強が必要であることを痛感しています。

大場先生以外にも「もの忘れ外来」を行っている医師の著書を数冊読みました。また、全国の医師会で使用している認知症チェックシートの仕様などを見比べ、その中から自分の外来に応用できそうなものを取り入れました。現在は、家族の方が何を望んでいるのかを明確にするためのアンケートや、認知症や他疾患を簡単に鑑別することのできる簡単な問診票などを使用しています。

特に認知症の人への薬の処方は注意が必要です。たとえばレビー小体型認知症では少量の薬剤で興奮することがありますが、ほかの認知症でも同様の反応を起こす症例もあります。この

ため、薬の処方は通常より少量から開始し、様子を見ながら増量するようにしています。

私が「もの忘れ外来」を始めてしばらくしたところ、遠方で暮らしていた老夫婦の奥さんが当地に転居して娘さんの家で暮らし始めたところ認知症が増悪した、という相談を受けたことがありました。診察したところ、お母さんの表情は硬く、アルツハイマー型認知症の行動・心理症状が軽度増悪して、帰宅願望が出たり、軽く興奮したりするようでした。

そこで内服薬を処方すると、転居当初より落ち着きを取り戻し、家族の精神的負担も軽減したようでした。現在では、笑顔で「もの忘れ外来」に通って来られています。

「もの忘れ外来」には、地域包括支援センター、通所介護事業所、居宅介護支援事業所などから患者さんの紹介を受けることが多いのですが、その件数は徐々に増えてきています。

当院では大場先生のクリニックのような相談員（高杉さんなど）を設置していないので、デイサービスやリハビリなどの提案や回数の相談は担当ケアマネージャーに私が自らお願いしてお任せしています。こういった連携を、今後はもっとスムーズに行えるようにしていきたいと思っています。

■「もの忘れ外来」を続ける上での苦労、課題

「もの忘れ外来」で必ず行う必要が出てくる長谷川式スケールなどの検査は、時間と人手がかかります。その一方で、その手間は保険点数に記載されていません。

開業医による「もの忘れ外来」のスタートには、こういった検査のコストがきちんと評価されていないという問題点もあると思います。今後、かかりつけ医による「もの忘れ外来」を日本中に普及させていくためには、手間のかかる検査や相談業務に対して保険点数として適正に評価されることが望まれます。

現在、当院では、医師、看護師、事務員一人ずつ、3人のスタッフで「もの忘れ外来」を行っています。今後はさらに、認知症の人へのサービスを総合的に考えたり、家族の負担を軽減する方法を専門に提案できる相談員を配置したいと思っています。また、通院できない方のための訪問診療も行っていきたいと思いますし、さらに認知症の人を抱える家族同士が集まって悩みを相談しあう「家族会」のような場を私たちが提供していければと考えています。

◘「もの忘れ外来」を始める医師へのアドバイス

「もの忘れ外来」の基本的なプロセスとしては、まずはご本人と家族の訴えをじっくり聞くことが重要になります。これは、どの科の医師も身につけているテクニックですから、個々の専門にかかわらず医師であれば誰でも問題なくできることだと思います。

今後、多くのかかりつけ医が認知症問題に関心を持ち、一人でも多くのクリニックで「もの忘れ外来」が始まるようになれば素晴らしいことだと思います。

「もの忘れ外来」は、その病気の特性上、医療だけで完結する外来ではありません。介護や福祉との密接な関わり合いの中で、地域社会も連携してケアをし、フォローしていかなければなりません。

これから超高齢社会に突入していく日本では、認知症は社会的に大きな問題をはらむ疾患です。町のクリニックで日々診療に当たっている医師こそ「もの忘れ外来」をスタートさせ、地域で地道に診療に当たっている医師同士で情報を共有しあい、さらに介護との連携も太くしながら、地域全体としての認知症対応レベルを向上させていく必要があると思います。

事例

強い〝ぽっくり願望〟家族で支えるご本人の不安

「早くぽっくりいきたいよ」。武藤レイさん（仮名）の口癖です。93歳になるレイさんは、4年前の89歳の時に当「もの忘れ外来」にて診断を受け、治療を継続しています。

レイさんが診察室に来ると、決まってこう言います。

「先生、悪いところばかりで、長生きしすぎたよ。痴呆になっちゃったし、早くぽっくりいきたいよ。かと言って川へ身投げする勇気もないしさ」

私は冗談めかして、こう返します。「ぽっくりいくって、どこへいくの？　ああ、あの世？

それはぽっくり願望という、今の流行だよ。それは僕も賛成。でも、ぽっくりいくには、それまで精いっぱい元気で家族に迷惑かけないようにしなくちゃね」「ああ、早く天国へ行きたいんだよ」。「へえ、天国で誰が待ってるの?」。「お父ちゃんだよ」

ご主人を早くに亡くされているのです。

「あっそう、旦那さんが待ってるんだ。旦那の夢でも見るの?」と聞くと、「見ない」と一言。すかさず私はこう言います。「じゃあ、まだ天国から迎えに来てないんだ。旦那さんは天国できっと彼女をつくってるんだよ。まだしばらくは迎えに来ないかもしれないよ」

「そうだな、いい男だったからなあ」。最後はそう言って、いつも大笑いするのです。

レイさんは以前から当院に高血圧などで通院していました。その中で忘れっぽくて困るという訴えがあって、「もの忘れ外来」の受診に切り換えたわけです。

初診時のHDS-Rは10点、MRI-Zスコアは2・38、小さな脳梗塞も多発していました。ADと血管性の混合型と診断し、ドネペジルの服用を開始しました。すると調子が良くなり、食欲が回復し、また編み物ができるようになり、改善してきました。

しかし、うつ傾向もあるレイさんは毎晩、悪い夢を見るようになりました。〝病気が進行するのではないか〟〝最後は廃人になるのではないか〟という不安を持っていたようです。診察室でのレイさんの口癖は、その頃から始まっていたのです。

それでもレイさんは、家族に支えられながら、今も安心して家庭生活を送っています。

ずっと息子さんと二人暮らしだったのですが、２０１３年春に息子さんがヘルパー経験者の方と結婚され、三人暮らしになりました。それ以来、お嫁さんからの献身的かつ適切な介護を受けています。

同居3年が経過した92歳の秋、カメラとパソコンが趣味のお嫁さんは、レイさんの写真集をつくりました。3年間の思い出の写真や、レイさんの昔の写真などもレイアウトされた立派な写真集で、タイトルは『武藤レイさんの本』です。

冒頭のページには、レイさんが食事をしながら素晴らしい笑顔を見せてくれている写真が大きく掲載され、「最高の笑顔、神様からのプレゼント」と大きな見出しが付いています。そして、次のような感動的なメッセージが書かれています。

「感謝状　武藤レイ殿　貴方は大正12年吉日に、生をえられ、はや92歳。すこやかに敬老の日を迎えられ心よりお喜び申し上げます。自然に年を重ねることの素晴らしさを教えて下さり、皆を笑顔にする、そんなレイ様に心からありがとうの言葉と感謝状を贈ります」

レイさんは、お嫁さんにしばしば愚痴っていたようで、介護のプロだったお嫁さんもやりきれなくて辛くなったこともあったようです。しかし反発して否定するのではなく、感謝の気持ちで明るく支えているのです。

認知症というと、ともすれば絶望したり、不安を抱きがちです。しかし、当人には、周囲が感謝の気持ちでともに暮らしていくことが、何よりの薬なのだと思います。

敷居が低く、支援継続につなげる「かかりつけ医のもの忘れ外来」

⊙受診者の抱く医師へのイメージ、町医者に徹する

多くの認知症の人は自分が認知症だとは思いたくないのです。周りから受診を勧められても「バカにするな」と受診拒否するケースが従来は少なくありませんでした。しかし、以前から馴染みのかかりつけ医の「もの忘れ外来」なら、そんな頑《かたくな》な気持ちも和らぐでしょう。

町医者としての経験と馴染みの付き合いが役立ちます。診察しながら世間話や趣味の話をしたり、冗談を言い合ったりというような「ご近所の先生」であれば、受診者の態度は軟化するに違いありません。

従来は、「もの忘れ外来」といえば、どうしても大学病院や大きな総合病院の専門外来になっています。予約しても受診は何週間も待たされたり、医師は初対面の専門医ですから、その診察の〝空気〟は、かかりつけ医とはだいぶ違います。認知症の人ではなくても、そのような専門外来では緊張が高まるのは当然でしょう。

どのような疾患でも、患者さんは医師の態度に敏感です。医師が「治してやろう」などという態度では、受診継続にマイナスとなるかもしれません。認知症の人を診る場合も全く同様で、「治してあげよう」ではなく、ご本人や家族に「相談に乗りましょう」「ともに解決していきましょう」という姿勢が大事だと思います。

かかりつけ医・町医者というのは、日頃の診療経験から「患者さんがかかりつけになるということは、親身にいわば家族同様の関係で相談に乗り、診療する関係がつくられることである」と感じているのではないでしょうか。そして「その安心・信頼関係が疾患自体の改善にもつながる」と実感しているものです。町医者は、もともと「患者さんや家族とともに歩む」診療を行って来ていると思います。この経験を「もの忘れ外来」にも生かせれば、たくさんの認知症の人を支え、症状を改善させることにつながると思います。

◉クリニックの雰囲気・〝空気〟にも気を配る

うつ病などのストレス性疾患が増えて、多くの人が精神科・心療内科を受診するようになってきました。従来の総合病院や精神科単科病院にある精神科外来の雰囲気は、閉鎖的で暗いところが少なくありませんでした。しかし最近は開業医による開放的雰囲気の精神科や心療内科が増えたので、受診しやすくなってきていることもあるでしょう。

認知症の人は徐々に認知機能は低下していきますが、気分や感情は以前と変わらないことが少なくありません。クリニックの外観や待合室が開放的で、アットホームで、心地よい雰囲気になっていれば、受診を嫌がる気分も和らぐのではないでしょうか。

多くのかかりつけ医は「もの忘れ外来」を始めるまで、受付スタッフや看護師さんはもちろん、ドクター本人も認知症の人と接した経験があまり多くはないでしょう。最初はどうしても戸惑い、ぎこちない雰囲気になるかもしれません。

しかし、そのような〝空気〟は認知症の人も感じてしまいます。ご本人が、親しい感情で受診してもらえる、クリニック全体の雰囲気・〝空気〟は、とても大切なのです。

⦿受診を嫌がる認知症疑いの方には「健康診断です」と誘ってみる

病識の乏しいご本人に対しては、いくら強く「おかしいんだから受診しなさい」と説得してもムダなことが少なくありません。自分では病気でないと思っているのに病人扱いされれば誰でも怒るし、ますます受診したくなくなるのは当然です。

そこで嫌がる感情を和らげる工夫が必要です。有効と思われるのは、ご主人や奥さんが「一緒に○○先生のところで健康診断を受けようよ」と誘ってみることです。健診は身体が主ですが、認知症検診をも兼ねられます。「それなら行ってみようか」ということになるわけです。

しかし、大きな病院へ行き、長く待たされ、緊張した空気でしたら、途中で帰ってしまいかねません。ご本人に「ああ、あの先生なら」というように安心してもらい、また「健診だから」と血液検査や、「忘れっぽくない？」とＨＤＳ-Ｒなどまで行うことも可能になってくるかと思います。そして診断困難例などは専門医への紹介も必要となります。このかかりつけ医の低さこそが、かかりつけ医の「もの忘れ外来」の優れた点だと思います。

◉「受診は〝絶対拒否〟」という認知症の人の場合

かかりつけ医の「もの忘れ外来」がいかに敷居が低くても、認知症が進んでいたりＢＰＳＤが激しくなっている場合は頑として受診拒否となることがあります。特に前頭側頭型認知症（以下ＦＴＤと略）やＬＢＤを発病してＢＰＳＤが急速に悪化している場合等には、暴言・暴力、易怒性、興奮等が現れてきたりします。このような認知症の人を受診させることはとても困難な場合があります。

絶対受診拒否の方には、緊急的な訪問診療による介入が必要となる場合があります。包括・ケアマネ・民生委員・家族など、連携してご近所さんの助け合い＝地域立脚型で取り組むことが必要です。どうしても対処しきれない状況では精神科救急や措置入院、認知症疾患医療センターなどの選択となる場合もあります（※）。

※認知症疾患医療センターや専門医への紹介　1．診断に迷う事例……MCIの判断、病型診断（レビーなど）。2．症状が強く、対応できないBPSD事例。3．認知症が急激に悪化している事例。

悪化しているBPSDでも、適切な向精神薬によって落ち着かせられる可能性もありますが、受診して診察を受けてもらわなければ治療に入れません。緊急介入は最困難ケースです。興奮して怒っている場合は、薬物治療とともに、不快になるような諸要因の解消も効果的なこともあり、入院しないでも落ち着いてくれれば、平穏な生活に戻れるケースもあり得ます。それは、医療とともに認知症ケアも二人三脚で提供することで初めて可能となります。

これこそまさに、新オレンジプランで提唱されている「初期集中支援チーム」の出番ですが、極めて個別性が強く、薬物治療だけでなく、環境調整などにも多様に取り組むことが必要になり、多職種の連携プレーが求められます。私の提唱する、個々一人ひとりへの個別の地域立脚型のネットワーク形成、チームワーク支援がポイントとなるでしょう。

「治る認知症」はかかりつけ医が早期に診断、必要に応じて専門医につなげる

◎治る認知症を早期診断・早期対応

ここで、かかりつけ医が遭遇する可能性のある「治る認知症」について述べておきましょう。

認知症は、認知機能が低下して生活障害が出ている病的状態ですが、原因となる疾患は、70～80種類にも及びます。最も多いのがＡＤで、血管性認知症、レビー小体病、ピック病・ＦＴＤなどさまざまです。

そして、認知症の９割くらいは残念ながら完全治癒は困難で、薬物や手術などで治せる認知症は１割くらいです。その例としては、慢性硬膜下血腫、正常圧水頭症、甲状腺機能低下症、ビタミンＢ欠乏症などです。

これらは、適切な時期に、必要な治療を行えば完治できます。しかし、このような病態に認知症治療薬を投与するのはもちろん無効であり、副作用が出るだけです。間違った処方を続ければ、治せない段階に進んでしまうかもしれないのです。

地域の認知症の人を最初に診るかかりつけ医は、「治る認知症」があることをしっかり理解し、正しく早く診断し、早期対応が求められます。事例を紹介しましょう。

事例　画像検査で即診断、手術で完治の硬膜下血腫

佐田貞吉さん（仮名・90歳）は、19歳から72歳まで社交ダンスをやっていたモダンな紳士です。２歳年上の奥さんとお二人でお暮らしになっています。

最近になって佐田さんは、言葉がうまく出ない、ガスの消し忘れ、シャワーの温水と冷水の

区別がつかないなどの問題が出てきたそうです。そこで認知症を疑ったご長男がインターネットで当院の「もの忘れ外来」を探し、一緒に来院されました。

佐田さんは現在も1日7～8本の喫煙の習慣があり、お酒も飲みます。自身で「言葉が出てこないことが困る」とも訴えておられました。もう90歳ですから年齢相応ともいえますが、もの忘れはここへ来て急に進行してきたようでした。

そして佐田さんは、「治る認知症」だったのです。画像で硬膜下血腫が認められると病院の画像診断室から連絡があり、すぐに市内の総合病院の脳外科へ紹介したのです。ただちに手術が行われ、血腫除去術が成功し、認知症の症状はきれいに消失しました。

硬膜下血腫や正常圧水頭症による認知症は、早期発見で手術を行えば完治します。しかし時機を逸すると手術の効果は期待できなくなります。このような治る認知症などの診断も含めて、原因疾患の鑑別診断には画像検査そして血液検査などがとても有効なのです。

事例　認知症悪化は、ビタミンB12不足の関与も

生島佐知子さん（仮名・89歳）は、高血圧・脳梗塞などで隣市の病院に通院していましたが、数年前に当院「もの忘れ外来」を受診されました。関西の方で暮らしている息子さんがネットで調べて、こちらに是非かかるようにと勧めてくれたようです。

症状は、前年くらいから記憶力が低下してきて、同じことを言ったり、置き忘れ、しまい忘れが増えたと、ご本人が大変不安になっているとのことです。しかし、同居しているお嫁さんは「さほどの支障はない、今までが若い人以上にすごかったので年相応ではないかと思っている」ということでした。

初診時の検査は、ＨＤＳ-Ｒが25点、ＭＲＩ-Ｚスコアは２・12です。血液検査の結果でわかったのがビタミンＢ12欠乏でした。これが認知機能低下に影響している可能性も考え、認知症治療としては、Ｂ12製剤の服用だけを開始しました。その後、生島さんのもの忘れは次第に軽くなり、やがてＨＤＳ-Ｒも満点に近くなり、軽度のままです。

生島さんは、受診のたびに口癖のように、「元気が出てきて、髪の毛がしっかりしてきました。先生の言う通り快食・快眠・快便で、健康三拍子がそろっていますよ」とうれしそうに語ってくれます。脳梗塞・高血圧で通っていた総合病院の主治医が退職するので、当院へ転院希望となり、現在は内科疾患を含めて全身管理となっています。

このような場合に、ＶＳＲＡＤのＺスコアだけからＡＤと診断して、通常通りドネペジルを処方すると、Ｂ12製剤投与の効果が判らなくなります。

「もの忘れ外来」の臨床では、ＡＤだけではなく、治る認知症があり、その合併もあるということ、そして全身管理が重要だということをいつも忘れてはならないのです。

第2章

かかりつけ医（一般医・総合医）の出番②

大場敏明

認知症の人の「心身および生活の全体」を診ていく

かかりつけ医は総合医として、患者さんの心身全般を診ています。そうした中に認知症という、生活障害を引き起こす疾患の診療も加わってきたと受け止めるべきでしょう。

認知症疾患の多くは、完全治癒は困難です。しかし認知機能低下と生活障害を少しでも緩和して、その方が今までの暮らしを続けられるように支えることが、かかりつけ医としての役割だと思います。認知症の人が、それまで生活を続けてきた地域・家庭で、できる限り同じようにその人らしく生きていくことができれば、認知症診療は成功だと言えます。

そのためにも、認知症の基礎あるいは併発の生活習慣病などにも配慮して「全身を診る」ということが重要なのです。一般外来に通っていた患者さんが「もの忘れ外来」に来た場合だけでなく、たとえ初診であっても、認知症以外にどのような疾患があって、その症状や治療が本人の体や生活にどのような影響を与えているのかも考慮していくべきです。

⊙認知症の基礎疾患・生活習慣病などにも要注意

一般的に、認知症の人は高血圧や糖尿病、脂質異常症など生活習慣病が基礎疾患にあるケースが少なくありません。これを放置したり、食事療法・運動療法が乱れたりすると、病気同士が悪影響を与えあってしまうことになりかねません。かかりつけ医が認知症とともに全身疾患を同時に診ていくことで、そのリスクをより小さくできるでしょう。

事例　糖尿病悪化の中で認知症発症、全身管理の重要性

達川浩一さん（仮名・74歳）は、糖尿病で当院に通っていました。家庭菜園が趣味で、最近つくりはじめた南京豆の味は絶品で、とれたては特に美味だそうです。

ところが、達川さんの糖尿病が悪化してきました。合併症で腎臓も悪くなってきました。しかし、食事も運動も変化はないので、南京豆の食べすぎだったようです。「食べすぎはダメですよ」と注意しましたが、血糖値などがなかなか改善しません。

そのうちに、息子さんから「親父が最近、忘れっぽいです。認知症も診てもらえませんか」と話があったのです。本人に尋ねると、あまり自覚はありません。嗜好品過食の抑制がきかなくなっている一因としても認知機能低下を考え、「もの忘れ外来」受診を勧めました。

達川さんは素直に「もの忘れ外来」を受診し、ＨＤＳ-Ｒなどの検査の結果、ＡＤであることがわかったのです。そして、ドネペジル内服と、運動療法、禁酒を指示しましたが、９台のＨＢ-Ａ１Ｃがなかなか改善しません。

そのうちに、26点まで回復していたＨＤＳ-Ｒが低下し出して、半年後には19点にまで下が

ってしまいました。その頃、歩行中に転んだことで自信をなくし、歩かなくなってしまいました。その半年後には、HDS-Rが13点まで下降し、翌年の夏、脳梗塞発作に襲われ、6か月の入院加療にもかかわらず、胃瘻形成・寝たきり状態となってしまいました。

「もの忘れ外来」での認知症診療とともに、生活習慣病をしっかりと治療していかないと、悪循環により、その人らしい生活と人生が厳しく破綻してしまう苦い経験でした。

⦿困っていることの解決のために、介護や地域へつなげていく

認知症の外来診療は、認知症の中核症状およびBPSDによって本人や家族が困っている生活障害などを明らかにして、治療とトライアングル支援を進めていく仕事になります。

特に認知症の人で日中独居の方などには、デイサービスへの通所等、介護保険の活用が必要です。直接はケアマネの仕事ですが、外来で必要と思われたらケアマネにつなげていくのも医師の役割です。それは医療ではありませんが、適切なケアにより認知症の人の病状が改善し、家族も安心するという効果につながるので、重要な支援です。また、経済困窮者であれば、市町村の役所で相談できるところに紹介し、福祉の方へつなげることも重要です。

⦿認知症でも家庭や社会での役割を……重要な自立生活支援

認知症の人は、徐々にいろいろなことができなくなり、あれこれと失敗することが出てきます。それは、元気な頃をよく知っている家族たち、そしてご本人も戸惑うことでしょう。そのため、家族からはいろいろと「禁止」指示などが出されてきます。

たとえば、散歩に出た時に、迷子騒動が起きると、一人では外出させない、ということになってしまいます。食後の食器洗いはいつもおばあちゃんの仕事だったのに、お皿を割ってしまうと、家事が取り上げられてしまいます。失敗を防ぐために、禁止指令が出されますが、そのために自立生活を後退させ、かえって認知症の病態を進行させせかねません。

認知症の方も当然不安です。しかし、さまざまなことが禁止されると、「自分がやる仕事はない、何一つ満足にできない」「人にお世話されて迷惑をかけるばかりだ」という気持ちを強めてしまいます。そこから自信喪失や寂寥感に陥り、生活の自立から遠ざかってしまいます。そんな毎日なら、認知症の人でなくても無気力になったり、ヤケになったりしかねません。

今まで認知症の方がやっていた家事など家での役割は、できることはなるべく多くを、家族が見守りながらでも続けてもらうことが重要です。このいわば「家庭貢献」を少しでも多く続けることが自立生活支援の中心です。介護事業所でも理念としては掲げられていますが、忙しい介護現場で薄れがちだと思われます。しかし、これこそ認知症ケアの根幹理念だと言えます。

一方、多くの高齢者には「昔取った杵柄」、得意なことや以前好きで打ち込んでいた趣味・特技などがあります。人に見せたり教えたりする力が残っているかもしれません。もの忘れが進んでも、脳の中に残っている場合も少なくありません。そうしたかつての特技を活かして、「社会貢献」してもらうことも、ぜひ追求したいものです。

たとえば合唱をやっていた人なら、積極的に地域のイベントに出掛けてご披露する。長年、農業に従事していた人なら、ボランティアで農家のお手伝いへ行く等です。認知症になっても、地域で、その人なればこそできる貴重な役割を発揮してもらう、その人らしい「地域貢献」を日常生活の中で、追求し続けていくことが必要です。

施設で決められたレクリエーション等を、皆で一緒にやるという受け身の集団活動だけでは利用者さんの心は輝きません。自分の特技を蘇らせて、皆に喜んでもらったり、自己選択した趣味活動を満喫したりしてこそ、喜びを感じることができるのです。

この自立生活支援を継続していくにも、①医療、②介護、③地域や家庭の三つによるトライアングル支援が必要で、かかりつけ医による「もの忘れ外来」の役割も重要です。

事例 今までやってきた仕事・生活を、できる限り続ける

塚本吉江さん（仮名・74歳）は、ご夫婦で神道の信者です。分担して神社での仕事を持ちな

がら、レストランを経営しています。吉江さんは、神社では神主役です。

70歳代になって吉江さんのもの忘れが目立ってきて、当院「もの忘れ外来」に通院となりますが、それをご主人が支え続けておられるのです（初診時のＨＤＳ‐Ｒ20点、ＭＲＩ‐Ｚスコア２・86。かなり萎縮）。

認知症になったからといって、今までの生活を取り上げてしまわずに、同じように働いてもらい、神主役も続けています。失敗してしまうことがあっても、馴染みのお客さんにも協力してもらい、ご主人が支えるのです。

認知症になると、仕事の段取り等がわからなくなることがありますが、ご主人が取り仕切って吉江さんが仕事を継続できるように支えているのです。

「もの忘れ外来」では吉江さんの変化する容態に合わせて投薬を調整していきますが、徐々に認知力は低下しつつあります。その中でもご主人の献身的な介護と仕事・生活をできる限り続ける自立生活支援が、吉江さんの病状安定にもつながっていると言えます。

その人らしい生活と人生を続けられるように、家族と地域、そしてケアで支えることが当人にとって、また認知症の治療にも、大きな力になるのです。

⊙家庭でも介護の場でも、食生活自立支援を意識的に追求

食事は家事・家庭生活の中心であり、栄養は人間の存在の根源になるものです。この食生活の自立支援が、認知症の方への支援として最も重要です。したがって介護事業所の中や、家庭の食生活での役割発揮を追求するために、外来でも意識的に助言していく必要があります。

当法人の介護事業所では、食生活の自立支援を認知症ケアの中心課題の一つとして位置づけています（前著でも強調しました）。利用者が主人公であり続けるように、献立づくりから買い物、調理、そして皆で一緒に食事をすること、そして後片づけまで、当事者が主体的に関われるケアを追求しています。

同時に、家庭での食生活でも、なるべくご本人の力が発揮できるように、ご家族の工夫・努力をアドバイスしています。かかりつけ医の「もの忘れ外来」では、食生活などでその人らしい生活を取り戻し、持てる力を発揮できるような自立生活の支援が求められます。

外来で、食生活などでの「家庭貢献」も話題にし、その人らしい努力や挑戦を激励していくことが重要です。こうしてこそ、診察の場で「ともに歩む」医療とケアにつながるのです。

もう一例、認知症になっても家業を手助けし続けている事例を紹介しましょう。

事例　認知症になっても「仕事」を続けることが大事

本田キヨさん（仮名・82歳）は、老舗の洋服店を切り盛りしていた働き者のお母さんです。現在はご長男が継いで、４代目にあたるそうです。

キヨさんは、４年ほど前に一人で当院の「もの忘れ外来」を受診しました。ご自分で気になったとのことでした。初診時、ＨＤＳ-Ｒは24点、ＣＴ検査は多発梗塞（ＭＲＩは股関節手術で体内金属残存のためできません）でしたが、兄弟３人がＡＤだとのことで不安も強くドネペジルを開始しました。また外来で日記つけなどの指導もして、通院していました。

ところが、３年過ぎた頃、ＨＤＳ-Ｒが20点以下に悪化してきました。その少し前に、息子さんが店を継いでおり、キヨさんは「ご隠居さん」になり奥座敷に引っ込んでいたのです。

その頃から通院には息子さんが付き添うようになりました。私は息子さんにこんなお話をしました。「お母さんを大事にしすぎないことも大切です。お母さんがこれまでしてきたことで、今もできることがあれば、どんどんやってもらってください。それが一番の治療です」

息子さんは、私の助言をよく実行してくれたようです。キヨさんの外来に付き添いで見えるたびに、「店の仕事、できることは母にもやってもらっています」と言ってくれるのです。私は「それがいいんだよねえ」と相槌を打ちます。

キヨさんの認知機能は年とともに低下して、店の手伝い仕事も減っていますが、昔からやっていた仕事を少しでも続けることが支えになって、家庭生活が続けられていると思われます。認知症になっても、病人扱いしないことが家庭でも職場でも大切なのです。

◉生活リハビリと回想法の活用

認知症の人は、自信をなくしたり不活発になりがちで、「もの忘れ外来」で積極的に生活リハと脳トレ（趣味・ドリル・パズル等）を奨励します。これには、ご家族の協力も必要です。比較的早期の方には、日記や日誌、家計簿なども勧めます。一日を思い起こして（想起）書く行為は、脳を活性化させる効果があります。特に忘れやすい漢字を思い出したり、若い頃のことを思い出し話してもらう等も有効です（回想）。家庭でも、意識的に昔の話を聞き出すように話題にしてはいかがでしょうか。昔話や自慢話でも良いのです。

私たちの法人では、認知症の方の「自分史づくり」に取り組んで13冊目となっています。家族とスタッフやボランティアさんが聞き取って、生い立ちや人生の出来事について話してもらい（回想法）、「自分史」にまとめて冊子にする活動です（前著１６２ページ以下参照）。

それぞれの人生はどの方も実にドラマチックです。世界に一つしかないまさに「その人らしい人生」なのです。それをご本人が思い出して話す努力は、認知症の進行を抑制する力にもなります。多くの方たちの協力の結果、自分史という本になり、ご家族も「家の宝」だと喜んでいただいています。ご本人が何回も読み返したり、脳活性化に有効だと思われます。

⦿適度な運動と脳トレも有効

適度な運動も大切です。私は、家族も一緒に散歩に出ることをお勧めしています。ただ歩くだけでなく、引き算や尻取りをやりながらの「ながらウォーキング」にすると楽しくより効果的です。

これは、国立長寿医療研究センターが開発した「コグニサイズ」の取り組みを参考にしたもので、運動と認知トレ（計算、尻取りなど）の組み合わせにより、認知力テストが良くなり、脳萎縮の進行が抑えられるとの研究結果が出ているのです。

また朝田隆筑波大元教授も、生活習慣是正の重要性を強調されています。21世紀初頭の研究「利根プロジェクト」は、運動・食事・30分以内の昼寝等が認知症の発症率を下げる効果があることを明らかにしています。

脳を使うゲームで楽しく脳のトレーニングを行うのも良いことです。「脳トレ」は、書店などでさまざまな本が並び、インターネットなどでも利用でき、身近になっています。これらは、認知症の進行抑制や発症予防という点からだけでなく、楽しむ趣味としてもお勧めできます。

認知症の人も介護家族の方も、生活の中に「楽しさ」を意識して取り入れることも大切です。ご本人が楽しんできた趣味は、当然継続したほうがよいでしょう。それは介護が大変なご家族も同様で、趣味・文化・運動を、ともに楽しむようにしてください。

日常生活をご自分なりに楽しく前向きに生きることが、認知症予防と進行抑制につながるのです。

事例 もの忘れが出ても、哲学書を愛読

早崎智夫さん（仮名・72歳）は、企業で理化学系の研究に携わっていたインテリです。ところが、退職して数年した頃から物の名前が出にくくなり、カン違いが増え、同じことを何度もくり返すようになってきました。心配した奥様がインターネットで調べて、当院の「もの忘れ外来」に、ご夫婦で受診されました。

HDS-R24点、MRI-Zスコアは2・21で、中等度の海馬萎縮です。ADと診断し、ドネペジルを処方しました。

この方は私の診ている認知症の人の中でもとても印象的な方です。趣味をお聞きしますと、早崎さんの答えは「読書」で、しかも「ヘーゲルの『精神現象学』を愛読している」というのです。ヘーゲルは、ご存じのようにドイツの有名な哲学者ですが、その難しい哲学書を愛読し

ている人はそうそういないのではないでしょうか。

奥様もこう証言します。「毎日読んでいるようですけどね。どこまで頭に入っているのかはわかりません」。そう言って笑うのです。「立派なものじゃないですか」と私がほめると、早崎さんは、「最近忘れっぽくてね、私ボケてきたのでしょうか」と心配そうにします。

そこで私は、「早崎さんの場合は、ボケはボケでも、オトボケですね。それとも眠そうだから、寝ぼけという可能性もありますねえ」などと哲学的（？）なボケ問答に持ち込むわけです。診察室は大笑いです。このように診察は盛り上がり、早崎さんは「大場先生はいつもおもしろいねえ」と言いながら診察室をあとにします。

奥様は現在も現役で働いているので、日中は早崎さんが家で一人になります。私は「家で家事を手伝ったほうがいいよ」というアドバイスもしました。すると次回には「食器洗い、洗濯もちゃんとしてます」と報告してくれます。「運動も大事だよ。散歩するといいよ」と言うと、それも実行してくれます。最近は腰が痛いので、サイクリングを楽しんでおられます。

「前向きに取り組んでください。日記も書いてくださいよ」とも勧めます。哲学書に何か良いことが書いてあったら、書き出して見せてくださいとお願いするのですが、そのリクエストには「私は筆不精で」とオトボケです。診察室でのそんなやりとりもまた、楽しいものです。

通院して1年半ほど経過しましたが、ケアは利用せずに、薬の服用と生活リハ、適度な運動で現状を維持しています。「奥さんの尻にしかれている感じですね」と問うと、「それが大事なのですよ、夫婦円満に」とおノロケです。ご夫婦で楽しそうに暮らしておられます。

経験談

松山公彦医師・みさと健和クリニック所長（一般内科・腎内科）

■「もの忘れ外来」を始めたきっかけ

私が医療法人「健和会」に入職して40年になります。その間、主に腎臓内科を専門に透析医療に携わる一方で、「四つ木診療所」所長、「みさと健和クリニック」所長として高血圧や糖尿病などの慢性疾患を診る一般医として診療を続けてきました。

お年寄りが多い日常診療では、認知症の人は決して少なくありません。しかし、糖尿病などの慢性疾患の管理にばかり目が奪われて認知症の問題は素通りしていたり、行動・心理症状が問題になった時には他の病院や当院の精神科を紹介したりして対処していました。

そうした中、大場先生から「認知症はクリニックの一般医も、その経験を活かして取り組む必要があるのではないか」というアドバイスを受けました。また、団塊の世代が後期高齢者となる2025年には75歳以上の人が2100万人（18％）にものぼるという超高齢社会では、認知症は避けて通れない課題であることも社会的背景としてありました。そういうことから2

014年10月、「もの忘れ外来」をスタートしたのです。

この2年間で61名の方々を診察し、25名が介護保険申請につながっています。疾患別では、アルツハイマー型認知症30名、混合型7名、レビー小体型認知症8名、MCI（軽度認知障害）9名、健常者（年齢相応のもの忘れ）7名でした。

■苦労したこと、悩みや良かったこと

クリニックの「もの忘れ外来」はまず問診から始めますが、特に病歴に時間をかけます。また初診の時に家族の方に認知症状のチェックシートを渡しておき、次回の診察までの病状変化について確認します。

検査は、頭部MRI、VSRAD（早期アルツハイマー型認知症診断支援システム）、HDS‐R（長谷川式スケール）、リバミード検査をできるだけすべての患者さんに行い、定期的にフォローしています。

「もの忘れ外来」で今も苦労しているのが病型の診断です。認知症は主にアルツハイマー型認知症、血管性認知症、レビー小体型認知症、混合型などに分かれますが、その前段階のMCIを含めて診断に苦慮することが多くあります。

特にMCIとアルツハイマー、またアルツハイマーと混合型などの鑑別は難しいことがあります。また、パーキンソン病の薬を飲んでいる患者さんが幻視の症状を起こしている時は、薬

剤によるものかレビー小体型認知症の症状なのか判断に迷うこともあり、主治医の神経内科へ相談しています。

行動・心理症状の対応や診断についても苦労しています。レビーに多い幻視も、当初どう対応するか困っていましたが、大場先生の研究会で「それほど家族が困っていなければ重視しなくていい」とアドバイスを受け、実際そうだなと実感したケースがありました。

「もの忘れ外来」を始めて良かったことは、やはり薬物療法によって良くなり、介護サービスにつなげることができ、ご本人からも家族からも喜ばれ、安心していただけるような時です。行動・心理症状の幻視や不安の訴えがメマリーやレミニールなどで改善していく時は、「もの忘れ外来」の面白さも感じます。

◘「もの忘れ外来」を続ける上での苦労・解決すべき課題

「もの忘れ外来」自体の課題として、第一に診断や行動・心理症状への対応です。学会や認知症研究会などに参加しながら、また精神科外来に相談しながら、解決していくことになります。

また、もの忘れ外来を始めて約2年になりますが、来院される方は予想以上に増えています。予約がいっぱいで、一部は一般外来で診ています。今後はクリニック内の「もの忘れ外来」の単位を拡充していく必要もあります。

第二に、認知症の人をめぐる医療系と介護系との情報共有についても、解決していかなければばならない課題です。三郷市の協議会だけでもたくさんの事業所がありますが、さらに八潮市、吉川市、金町なども含めると数えきれないほどです。利用者がどこで、どのようなサービスを受けているかは、認知症診療で大切な情報になります。介護保険相談室に医療用の電子カルテを置き、情報をその都度入れてもらうようにしていますが、残念ながらまだ十分機能していません。

現実的には、当クリニックの看護師が事業所に連絡して利用者の様子を聞いています。時間の余裕があれば、担当者会議などを定期的に持つ必要があるように思います。

第三は、医療と介護両方をトータルにマネジメントするコーディネーターの人材確保です。これが最も大事だと思いますが、大場先生のところで言えば、介護統括教育部長の高杉さんのような存在です。「健和会」では医療ソーシャルワーカー(ＭＳＷ)の部署がそれを担えるところかと考えていますが、まだ実現できていません。

第四は、当クリニックで２０１６年６月から始めた「医療介護なんでも相談」を継続・発展させていくことです(9か月たった時点で89件ですが、相談内容は、介護申請や認知症などの介護相談52%、医療相談32%、その他16%になっています)。医療ソーシャルワーカー、介護保険相談室のケアマネージャー、師長室が担当し、外来で明らかになる認知症の方の経済的問題、高齢者の自動車運転の問題、介護者のストレスなど、さまざまなことに対応しています。

また、認知症の方や地域の方のたまり場として「カフェおあしす」を2015年1月より開設し、同時にみさと南包括支援センターの協力も得て「おあしす講座」を開き、介護者の勉強の場としています。

■「もの忘れ外来」を始める医師へのアドバイス

総合医・専門医にかかわりなく、高齢者が多い診療の中で、認知症は避けて通れない疾患であり社会的課題です。

一般診療の中で服薬コンプライアンスが悪く残薬があったり、診察日を忘れて治療中断になることは多く見られますが、その背景には経済的理由だけでなく、認知症が隠されていることもあります。家族の支援が受けられない独居や老老世帯も増えています。ほかの疾患の治療を継続していくためにも、認知症への対応が求められています。

高齢者は複数の病気を持ち、内科、整形、皮膚科、眼科など複数の診療科や医療機関にかかっていることが少なくありません。そのうえ認知症で専門医にかかるのは大変です。外来主治医が診られるのがいちばんです。現状の外来にもう1単位、「もの忘れ外来」をお勧めします。

事例　趣味の俳句を40余年、いま自分史に取り組む

杉本栄治さん（仮名・83歳）は、某製鉄所の所長さんでした。スポーツが好きで、若い頃から野球や柔道を続けていました。また多趣味で、40年以上前から俳句を作り続け、町会の句会も20年以上参加し、今までに何と１３００句もの作品がノートに書きためてあります。

この杉本さんが「もの忘れ外来」に受診し、ＨＤＳ-Ｒ19点、ＭＲＩでは海馬を含む慢性の脳萎縮との結果で、ＡＤ初期の診断となりました。初期認知症の方を対象とするデイサービス「和顔施」へ通うようになりました。

ここでは、当事者主体でさまざまな趣味や作業の活動に取り組んでいます。俳句もその一つで、杉本さんも参加されています。当法人で毎年作成しているカレンダーに利用者さんによる俳句を掲載しようということになり、杉本さんの俳句も多く採用させていただきました。平成26年のカレンダー掲載の句を紹介します。

次のホール老鶯の鳴く方向に（２月）　日傘差し矢切の渡し空広し（７月）

沈む日を吸い込んでいる吊るし柿（10月）

杉本さんは今、自分史の作成にとりかかっています。最近のＨＤＳ-Ｒ15点と記憶障害が進んできている中での自分史づくりです。１３００句をワープロ入力された奥様の多大なる内助

の功もあって、完成間近になってきています。

もう一人、芸術家を紹介しましょう。

事例　趣味（絵、葦ペン画）を楽しみ、自立支援ケアで生き生き

大塚ゆりさん（仮名・93歳）は、かくしゃくとした女性です。3年前に、「もの忘れ、やる気が出ない、元気がない」と、当院「もの忘れ外来」を受診しました。初診時、HDS-Rは11点でしたが、MRI-Zスコアは1・8と、海馬の萎縮は軽度です。

ドネペジルを処方して、杉本さんと同様、デイサービスの利用を勧め、楽しく通い始められました。すると2か月後には「やる気が出てきた、元気で調子いいです」と自分で言うようになり、5か月後にはHDS-Rが19点に上がり、その後は20点以上になることも出てきました。

90歳を超えての回復ですが、ゆりさんの「多趣味」も力になったのではないかと思われます。葦ペンによる絵画、社交ダンス、音楽鑑賞、染め物と、文化の薫り高いものです。通院を始めて1年が経過した頃は、「私いま自叙伝を書いています。いまちょうど20代です」と言います。この年になっても創作意欲の高い「芸術家」なのです。いろいろな趣味の中でも、染め物は専門的で、初めは「片染め」を学び、その後「ろうけつ染め」を極めたようです。

ゆりさんのHDS-Rは最高22点まで回復したものの最近落ち気味で、自叙伝も20代のまま

です。特に野菜の名前を言うテストが後退してきたので、「食事等で目にする野菜を日記に書いて」等と助言するのですが、ゆりさんには「野菜の絵を描いてください」と助言しています。ゆりさんは記憶力は衰えてきたものの、富士山の絵など創作意欲は旺盛です。元気に暮らし続けるために、意欲的な活動に光をあてるような会話や支援を工夫しています。

認知症で起こるＢＰＳＤへの対処

◉認知症の中核症状とＢＰＳＤ

認知症は、認知機能が低下する疾病により、生活にさまざまな支障をきたす病気です。

認知力・記憶力の低下で、置き忘れ、しまい忘れ、計算ミス、外出時の迷子、季節がわからない、計画が立てられないなどは認知症症状の本態であり、「中核症状」と呼ばれます。そして認知症の進行とともに、ＢＰＳＤを伴うようになり、介護困難が引き起こされてきます。

ＢＰＳＤの主なものは、暴言・暴力、興奮、抑うつ、不眠、昼夜逆転、幻視・幻聴、妄想、徘徊、弄便（便をいじる）、などです。以前のご本人と大きく変わってしまうことに家族は驚き戸惑い、在宅介護の困難につながり、時に手に負えなくなってしまいます。

しかしこれにも、適切な治療と介護・地域のトライアングル支援が重要なのです。

⦿レビー小体病に多い幻視

ＢＰＳＤが目立ってくる原因は、原疾患の症状の特徴にもよります。最も多いＡＤの人は多くは明るくにこやかで、初期から中期までＢＰＳＤはさほど強くなく、比較的薬物治療が有効と思われます。一方、レビー小体病やＦＴＤ（ピック病など）では、それぞれ特徴的なＢＰＳＤが中心症状となることが少なくありません。

レビー小体病で多いのは「幻視」で、しかもありありとした幻視です。自分の部屋に子どもがいる、何十年も前に亡くなったはずの弟が窓から見ている、知らない男の人が話しかけてくる等々、いない人や存在しないものが、現にご本人には見えている状態です。

ＡＤなどで症状が悪化した時には「被害妄想」などが起こってきます。妄想は非現実的なことを頭の中で考えたり判断していることで、幻覚（幻視・幻聴）とは異なります。

幻視を起こしている場合は、実際にそれが見えているのですから、荒唐無稽なことでも、「そんなバカなことがあるわけないでしょう」などと頭ごなしに否定してはいけないのです。

事例

幻視は本人には見えている。否定しない、叱らない

佐藤トミ子さん（仮名・88歳）は、高血圧や狭心症などで総合病院に通院していました。ところが「知らない人がいる。家の中に入ってくる。車の中に動物が見える」などの幻視が始まり、困ったご長男が当院の「もの忘れ外来」を調べて、受診させてきたのです。

初診時はHDS-R17点、MRI-Zスコア1・56でした。海馬の萎縮は軽く、また幻視の症状が目立つので、レビー型とADの混合型として、メマリーを処方しました。

しかし効果がありません。そこでドネペジル少量と漢方薬・抑肝散を併用しました。すると息子さんが「妖怪ウォッチが活躍し始めました」と報告するのです。

息子さんはダジャレ上手で、人を笑わせながら、「薬を飲んでも消えないのなら、見えてもいいじゃないかと思っています」と、冷静にお母さんを見守っていました。ドネペジルを止めると妖怪ウォッチは消えますが、別の幻視が出てきました。

ところがある時、トミ子さんの幻視が消えたのです。きっかけは、息子さんの元からの計画で、新居へ引っ越したことでした。環境の影響も大きいことを示しています。

しかし、その後また、新居で庭の植木が人に見えたり、家の中に虫やヘビが出たり、女の子が入ってきたり等の幻視が現れたり、少なくなったりをくり返しています。

その中でもトミ子さんの認知力はさほど低下せず、精神状態は悪化してきません。幻視は消し去れないけれど、トミ子さんと息子さんは深刻にならずに、明るく過ごしています。

幻視を減らすための住居環境の調整、否定や叱責をしない配慮、介護サービスの利用、そして漢方も使っての薬物調整などの効果で、幻視は消え切らなくても、認知症の進行は抑えられていると思われます。幻視への向精神薬使用も考えましたが、ご家族とも相談し、副作用などの心配から保留のままです。

レビー小体型認知症は急にＢＰＳＤが悪化したり、パーキンソン症状が進んだり、介護が大変な場合も少なくありません。しかし慌てず焦らず、家族の暖かい対応・配慮とトライアングル支援でご本人の穏やかな暮らしを維持できるのです。

⊙ＢＰＳＤが強いＦＴＤ

ＦＴＤは、家族や介護職員を困らすようなＢＰＳＤを起こしやすい疾病です。思うようにならないと怒り出し、怒鳴ったり、暴力を振るってくることもあります。また、同じことをくり返す「常同行動」という特徴的な症状も、しばしば出現してきます。

たとえば、自分の座る席はいつも同じでそこにほかの人が座ったりするだけで怒ったりします。また特定のものばかり食べ続けることもあります。そして、早朝決まった時間に起きだして散歩をしますが、コースは毎回決まって同じなのです。でもＦＴＤの人は、記憶力等は比較的保たれており、迷子にはなりにくいのです。

ＦＴＤは、人間らしい脳機能を司る前頭葉が障害され、社会的常識による抑制がきかなくなります。店で欲しいものを勝手に取る〝万引き〟、散歩中に音がうるさいと暴力を振るったり、怪しいと思った人には殴りかかったり等、社会的ルールを無視した行為となるのです。

このほかＢＰＳＤの悪化には、認知症症状の悪化とともに、周囲環境（場や人との関係）との軋轢が原因となります。また、ご本人が訴えられないために、周囲ではわからない身体的苦痛が原因となることもあります。たとえば便秘や腹痛、動悸、呼吸苦などです。

ＦＴＤについては　第３章で事例紹介します。

⦿処方を見直し、薬剤性のＢＰＳＤを改善する

ＢＰＳＤの悪化に関して、医療側として特に注意が必要なのは、薬の副作用によるものです。神経内科や精神科の専門医は、神経・精神症状の改善を主目標として、高齢者や認知症の方に向精神薬・安定剤や抗パ剤、認知症治療薬などを多剤投与している例を一部見かけます。

たとえば、認知症の治療薬であるドネペジルは脳を興奮させる作用もあるので、ＦＴＤの人に飲ませると過活動になってしまいます。レビー小体病の方は薬剤過敏が出やすいので、副作

用で精神症状やパーキンソン症状を悪化させることになります。また、前の精神科で出された抗精神病薬によりアカシジアが出ていた事例もありました（前著73ページ参照）。

認知症の人は多くが高齢者ですので、認知症治療薬や向精神薬は少量からスタートすることが重要です。その上で、服薬中の様子を注意深く観察するように、そして変化があれば、すぐ主治医に報告するように家族やスタッフへの教育が必要になってきます。

病院の神経・精神科などにかかっていてＢＰＳＤが悪化し、地域包括支援センターに駆け込み、「もの忘れ外来」に依頼が来たような場合には、まず薬の処方を見直すことも必要です。整理したり使用量を減らしたりするだけで、ＢＰＳＤが改善することもあります。

最近、メマリーによる「激越」症状例も何件か経験しています。ＢＰＳＤの出ているＡＤにはは有力なメマリーですが、思わぬ副作用の出現で、要注意と思っています。メマリーによる激越例は１４６ページで紹介します。

認知症ケア・自立生活ケアへつなげる重要性

⦿その方にとってベストの認知症ケアを医師としても見極めていく

認知症の人が長年過ごしてきた地域で、ともに歩んでいく認知症医療・ケアを実践していくには、幾度となく触れてきたように、「トライアングル支援」が重要で、その要になる位置にあるのが、かかりつけ医が行う「もの忘れ外来」であると私は考えています。

薬物療法は重要ですが、根治薬が未だない現在、それだけでは認知症問題を解決することはできません。薬物治療とリハビリ、そして認知症ケア・地域の支えにより症状を緩和させ進行を抑えることができれば、その方が自分らしくその地域で生きていくことは可能になります。

その場合、認知症ケアの効果を高めるために重要で欠かせないのが、その人の病気の進行度や現時点での体調や症状の現れ方を十分に捉えた上での、的確な治療と適切な介護サービスの選択です。介護の選択では、認知症の病型と症状や重症度、家族・地域の介護力などを勘案して、ケアマネとよく相談することが必要で、かかりつけ医の医学判断も重要だと思います。

このような役割を果たせるためには、医師が地域の介護サービスや福祉資源を具体的に把握して、それぞれの介護や福祉事業所の現場で何が行われているかを知ること、そしてケアマネとの情報交換も重要です。しかし、忙しい医師には難しい場合が少なくありませんので、当院の相談員（118ページ参照）のような職員を育成・配置して、医師と相談員がしっかり協力することも必要でしょう。介護・福祉事業所との密接な連携・共同も大変重要です。

⦿〝画期的な〟試み、認知症の方の情報の法人内「多事業所ネットワーク化」

「もの忘れ外来」担当のかかりつけ医は、病型と病態に合わせた適切な薬の処方や脳トレなどの指導と、その生活に合わせた介護事業サービスなどへの誘導が重要だと強調してきました。

そのためには、その方の生活状況や、自宅などでの病状の具体的な把握が必要となってきます。

それは、第一に、認知症の病型や病態と、それによる生活障害の個人差が大きいこと、また高齢者はさまざまな病気や症状を抱え、薬物感受性も違うことです。したがって、個別的に生活情報や生活障害を把握し、家族や本人が困っていることに焦点を定めた薬剤の処方から手掛けることが必要です。

第二に、処方後は、服用により現れた変化を、早く的確に捉えて、処方薬の選択と量の適否を評価し、微調整していく必要があります。ところが、医師が認知症の人の病状を診ることができるのは診察室だけですから、実際の生活上の情報は付き添って来た家族に聞くしかありません。また、ケアの場での病状や生活状況などは、利用者ごとのケア事業所の「連絡ノート」を見るしかありません。しかし、そのノートを持参する方は多くないのが現状です。

このような状況の解決のために、いま当法人では、法人内の介護事業所の利用者のさまざまな情報を、医師もオンラインの画面を通じて双方向で共有できるような環境を整備しつつあります。

もともとデイサービス等の通所介護事業所用に「利用者の情報を記録していくためのソフト」が近年出されています。そこには、医師が見れば処方や的確な介護サービスの判断に参考となる情報が入っており、過去にさかのぼることもできるので、生活・活動歴やＢＰＳＤの経過表のように使うこともできます。

当法人では、その介護事業所情報を「もの忘れ外来」でも共有できるようなシステムの運用を試み始めました。それが可能になると、医師は外来の診療室にいながらにして、介護事業所の利用者さんの生活・活動状況、病状などを知ることができるのです。

このようなシステムによる医療とケアの双方向での情報共有化は、我が国で初めての試みではないかと思いますが、医療と介護の多事業所を統一して運営している当法人ならばこそ可能だと考えています。現在、試験的に運用中ですが、このシステムは地域包括ケアをより充実・発展させていく有力なツールとなる可能性があるのではないかと思います。

事例　認知症発病、デイのボランティアから利用者に

林田文明さん（仮名・89歳）が初めて当院の一般外来を受診したのは２００２年のことで、高血圧の治療で定期的に通院していました。その10年後の７月、家族旅行へ行った際に息子さんが、「父が今までにない失敗をくり返す」ことに気づきました。

林田さんは6年前に奥さんをがんで亡くして以来独り暮らしで、少しずつ記憶障害が起こっていたようです。旅行から帰ってすぐ、息子さんに勧められて「もの忘れ外来」を受診しました。HDS-Rは25点、MRI-Zスコアは1・54で、海馬の萎縮はまだ軽い段階です。しかし生活障害が出始めており、ドネペジルの服用を開始しました。そしてデイの利用ですが、林田さんはデイのボランティアを長く続けており、具合良くそのまま利用につなげられたのです。

そのきっかけは、最愛の妻に先立たれて、寂しげな生活状況でしたので、私が「うちのデイにボランティアとして協力してくださいませんか」と勧めてみたことからです。当法人では介護事業開始から積極的にボランティアのご協力をいただいており、話し相手（傾聴ボラ）や、一緒に食事づくり、散歩などと、認知症ケアの一端の手助けをお願いしてきました。

まして、林田さんは「日本野鳥の会」の会員ですからバードウォッチングで鳥の解説をしてもらえれば、利用者さんたちは大喜びです。林田さんにとっても、家でテレビを一人で見ているよりもいいはずです。それから3年、自分も認知症の治療を受けることになっても、林田さんは従来通りボランティアとしてデイサービスに通い続けました。いわば利用者のリーダー役でもあり、今まで通りの役割でいいのです。

残念ながら、林田さんの認知症は進んでいきました。いよいよケアも必要となったのが、治療開始後1年の頃でした。林田さんは利用者になったわけですが、やっていることは以前と何も変わりません。きわめて自然に、利用者のサポート役から利用者のリーダーに変わっていったのです。施設に慣れていたという点は、林田さんにとっては良かったのです。

しかし利用者の立場となってさらに1年が経過すると、独り暮らしが難しくなってきました。息子さんは「近所の人に迷惑をかけたらいけない」と心配して、サービス付き高齢者向け住宅（サ高住）への入居を検討し出しました。

独り暮らしで心配とはいっても、本人にとっては住み慣れた家で自分なりのリズムで生活できていたので、もう少し現状維持できないかとの期待もありましたが、現実の厳しさに家族の決断もやむを得なかったわけです。数箇所の検討の結果、当院に近いサ高住への入居となり、慣れたデイには今まで同様に通い続けています。

その後、認知症は徐々に進行し、HDS-Rは20点以下となり、以後15点、そして11点まで落ちています。ドネペジルのほかにメマリーやリバスタッチなど治療薬の選択をさまざまに試みてきましたが、残念ながら進行を止め切れていません。

でも、サ高住での生活にもすっかり慣れて、息子さんに伴われ、安心した表情で外来通院を続けておられます。また、ボランティア以来10年間、通い続けている認知症デイの「ふれあい倶楽部」で昼食時にご一緒しますが、落ち着いて過ごされています。主治医として末永く支え続け、ともに歩んでいきたいと思っています。

第3章

その人らしい生活と人生をつなぐ家族の支援、相談員の重要性

高杉春代

介護はもちろん、治療においても家族の役割は大きい

⊙介護している家族は認知症の人の頼りの綱

「もの忘れ外来」を何年も続けていると、わかることがあります。それは、多くの認知症の人にとって、家族は文字通り頼りの綱なのだ、ということです。

実際、初診時には8割から9割が家族に付き添われてクリニックに来ます。それは、家族が心配して受診を促して連れてきた結果です。認知症の人の中には受診を拒否する人もいますから、連れて来るだけでも大変ということも多いはずです。

また、再診以降の定期的な受診にも、家族は付き添ってくれます。家族がいなければ、かかりつけ医のクリニックへの受診を継続することも困難になってきます。

そしてもちろん、家庭内での介助や介護の苦労は並大抵ではありません。それも数か月で終わるとわかっていれば頑張れますが、介護には期限や終わりはなく、介護家族の心身の負担は過大になりかねません。「もの忘れ外来」の医師が、介護者の心身の健康も保持して長い期間ケアに携わることができるように、家族も一緒に診ていくことも重要です。

医師はトライアングル支援の一角「医療」を担う存在ですが、また同時にほかの二つの支援

（介護、地域・家族）をバックアップして全体がうまくいくように統率していく要の役割も果たさなければならないのです。なかでも家族を支え、適切なケアへつないでいくことは重要な役割です。なぜなら、適切なケアを知らないことにより、認知症を悪化させてしまうことがあるからです。また、行動・心理症状（ＢＰＳＤ）は対応の仕方の影響を強く受けます。介護者が認知症を理解し、対応方法をあらかじめ知っていれば、落ち着いて対応ができます。そのことは重症化の予防にもつながります。

⊙認知症の人の変化をすぐに受診に結びつける

家族の重要な役割の一つに「早期発見」があります。長年一緒に暮らしている家族は、少しでもおかしいことが続けば敏感にわかります。しかしこれまでは、それがなかなか受診に結びつかなかったという現実がありました。

これまで認知症の診療は病院等の専門外来がほとんどで、ちょっとおかしいと思った時に気軽に受診に結びつける環境はありませんでした。認知症の人の受診への抵抗も、早期発見を遅らせる大きな要因になっていたことでしょう。

そうした家族の「ちょっと変だな」という感覚を逃さずに、かかりつけ医が行っている「もの忘れ外来」への受診に結びつけていくことが大切です。

医療の側も、些細な日常生活の変化を早期発見につなげるために、気軽に受診できるようにしておくことが大切です。そのためには、近くの医院の「もの忘れ外来」は先生が楽しくて気軽に診てもらえるらしい、などという住民からの評価も大切になります。

認知症の人に対する地域・家族支援をトライアングル支援の一つとして継続していくことで、そのような評価が少しずつ地域に浸透していくでしょう。

こうして、家族が感じるちょっとした変化が受診につながれば、早期対応が実現でき、認知症の重症化を少しでも遅らせることができます。認知症の重症化の予防は本人や家族の問題にとどまらず、日本全体の社会保障費の負担を軽減することにもつながるのです。

⊙薬の効果や副作用を観察するのも介護家族

認知症の人の変化を敏感に発見できるのは、生活をともにしている家族がいちばんです。これは早期発見だけでなく、受診したあとの治療の段階でも非常に重要になります。処方された薬を飲んだあとで、どのような効果が現れたのか、あるいは副作用が現れたのかをしっかりと見極めることが大切だからです。

認知症の人の多くは高齢者で、症状や薬による副作用の現れ方には大きな個人差があります。認知症の病型によってもそれは変わりますが、同じアルツハイマー型認知症（ＡＤ）であっても穏やかな人もいればBPSDを現す人もいます。薬の副作用がどのように現れるのかは、極論すれば「飲んでみなければわからない」という側面もあると大場医師は話します。

認知症診療のベテラン医師でも、その人にぴったりの処方というものは、なかなか決められないようです。また進行具合や病状の変化によっても、処方は変えられていきます。

医師が処方を考える時に重要な情報となるのが、生活をともにしている家族からの生活情報です。最初に処方した薬を服用したら、困っていた症状が落ち着いてきた、というのであれば、当然その処方を継続します。しかし、「確かに落ち着いたけど昼間から寝てばかり」とか「認知症の薬を飲んだら怒るようになった」ということがあれば、薬を変える、用量を減らすなどのきめ細かい対処が必要になり医師と協議します。

家族はまず薬を飲んだあとの状態をしっかりと観察して、それを医師に伝えることが大切です。当院では、ご家庭での様子を報告してもらうためのノートを、ご家族に渡して記入していただいています。医師は、家族からご当人の生活情報を引き出して、薬物療法などの治療方針を判断しています。

⦿単なる老化現象で片づけない、また、安易に精神疾患と考えない

家族が認知症の人を支える重要な役割を果たしていくためには、家族自身が認知症のことを

理解し、問題意識を高めておくことが大切です。

なぜなら多くの認知症は治癒が困難で、認知症の人のその後の人生を地域で自分らしく生活し続けられるようにサポートしていく病気だからです。そのためには医療に加えて、介護、地域（および家族）というトライアングルによる支援が不可欠であることを理解しておかなければなりません。

認知症の始まりは「もの忘れ」が多いのですが、それは60～70代の頃から自覚できるような老化現象に見間違えることがあります。高齢者の「もの忘れ」は、これまで「老化現象」としてすまされていた傾向があり、早期発見・早期受診を遅らせ、生活の自立期間を短くさせていたとも言えるのです。

また、ＢＰＳＤが起こるようになった時も、認知症という病気の特徴を理解していれば、それが精神病の症状ではなく、うつ病や精神障害のような精神疾患でもないということは理解できます。その認知症の理解が「もの忘れ外来」への受診という正しい判断と選択につながります。

事例　うつ病の薬をやめたら元気になり、認知機能も正常になった

浜本礼子さん（仮名・72歳）が当院の「もの忘れ外来」を受診するようになったのは、67歳

の時でした。同居しているご主人が、最近妻のもの忘れがひどくなってきたと感じて地域包括支援センターに相談したところ、もの忘れ外来を紹介され、ご主人と一緒に来院されました。

初診の時にお話を伺うと、礼子さんは14年前からうつ病の薬をずっと飲み続けている、ということでした。HDS-Rは21点、MRI-Zスコアは2・83で、大場医師は治療の必要を判断しました。しかし一方で、14年間もうつ病の薬を飲み続けても良くならないのなら、いったんやめてみるのも方法ではないか、とも考えておられたようで、認知症の治療を始める前に礼子さんが通っている精神科とは別の精神科で診てもらう、セカンドオピニオンを求めることになったのです。

セカンドオピニオンは「うつ病ではなく不安神経症」ということでした。そして、それまで飲んでいた2種類のうつ病の薬が中止となりました（睡眠薬は継続）。そして当院で認知症薬（ドネペジル）の服薬が始まったのです。

礼子さんの記憶力は、上がっていきました。定期的に行っているHDS-Rは、1年後に26点、2年後には29点になりました。

体もしっかりしてきて、もうご主人の付き添いも必要がなくなり、一人で受診されるようになりました。それも自転車に乗って30分もかけて、やって来るのです。素晴らしい回復だと思います。ところが、一人で来院するようになったことには別の理由もありました。礼子さんが良くなってきたら、今度はご主人のほうが倒れてしまったのです。大腸がんでした。ご主人はいま自宅療養を続けています。

礼子さんのほうは、初期認知症対応型のデイサービス「和顔施」に通って楽しく過ごしつつ、自宅では買い物や調理も少しずつできるようになってきています。ご主人は「俺が指示してやらせているんだ。だけどちょっと応用が足りないな」などと威張っていますが、ともあれご夫婦で楽しそうに毎日を過ごしておられます。今年7月のMRI-Zスコアは1・28でした。

「もの忘れ外来」が介護家族も守っていく

◉夫婦、親子の関係。ストレス・心労・イライラの増幅（血圧上昇、糖尿病悪化、イライラ食事、やけ食い）

認知症の人がそれまで通り地域で自分らしく活き活きと暮らしていくためには、介護家族自身が元気で楽しく人生を送っていけることも前提条件となります。その介護家族の心身のケアも、かかりつけ医による「もの忘れ外来」が認知症の人の診察とともに行っていくことが望ましく、かかりつけ医は総合医ですから、これまでの経験を存分に生かすことができます。

介護家族の心身のトラブルは、何よりも認知症の人との関係の中で起こる精神的心理的なストレスが原因になる場合が多いのです。介護の肉体的疲労ももちろん大変ですが、ストレスが少なければ介護サービスを利用しながら在宅での介護は乗り切ることができるでしょう。しかし、認知症の人が言うことを聞いてくれない、場にそぐわないことばかり言って困らせる、服を着せたりトイレに行かせる介助を受け入れてくれない、怒る、あるいは逆に落ち込んで話さなくなる、というようなことが起こってくると、ストレスがのしかかってくるのです。

付き添いの家族の心身に介護の疲弊が感じられたら、適切な介護サービスを勧奨します。たとえば、初期の認知症の人には、自由で選択性があり、趣味や役割をもって過ごせるような介護事業所を、独り暮らし世帯では訪問やお泊りもできる小規模多機能型介護事業所を、ＢＰＳＤが起きている場合は、認知症の人への対応力が優れている認知症対応型介護事業所を等々……容態に応じた介護サービスを紹介し、必要があれば介護支援専門員（ケアマネージャー）へつなげていきます。そして、外来では介護家族自身の心身の健康状態の相談にものって、問題があれば、認知症の人とともに診療等で対処していくように支援します。

もちろん家族への診療も医療行為ですから、同意が必要です。しかし、毎日の介護でいっぱいの家族の方はたいてい「渡りに船」という感じで同意されます。

というのも介護家族が認知症の人を置いて一人で医療機関を受診することができない事情も多いからです。毎日、ずっと付きっ切りで見ているのですから無理もありません。

ストレスのために、血圧上昇、食欲不振（胃腸の働きが悪い）、不眠などが引き起こされたりします。血液循環が悪くなり、免疫力も低下します。また血糖値が上がりやすくなり、糖尿病の発病リスクを高くし、糖尿病患者さんでは病態の悪化をきたしかねません。

ストレスは、さまざまな生活習慣病を悪くしかねませんので、介護家族を定期的に診察する意義は大きいと言えます。認知症の人だけでなく、家族の介護疲れを注意深く観察し対処していくことは、かかりつけ医が行う「もの忘れ外来」だからできることです。

認知症介護をしている家族の気持ちの変化については、以下のステップがあると言われています。

第一ステップ「戸惑い・否定（異常な言動に戸惑い、否定しようとする）」。

第二ステップ「混乱・怒り・拒絶（どのように対応してよいかわからず混乱し、腹を立て叱ったりする）」。この時期が最もつらい時で疲労困憊、拒絶感・絶望感に陥りやすく、支援の大切な時期です。

第三ステップ「割り切り（怒ったり、イライラしてもしょうがないと思い、割り切るようになる）」。この時期になると精神的な負担感は少し軽くなってきます。

第四ステップ「受容（認知症に対する理解が深まって認知症の人の心理が分かるようになる、あるがままを受け入れられる）」。

もちろん、このステップが一段ずつ進んでいくわけではなく、BPSDの起き方や、家族の介護条件の変化によって、今どのような時期なのか見極めて、介護支援専門員と連携を取りながら、介護サービスの質と量の検討を行うなどの支援が相談員に求められています。

⦿認知症予備軍としての家族

超高齢社会になった今、核家族化が進み高齢者が大家族に見守られているということは少なくなっています。認知症の人にとって、家族とのつながりは夫婦だけというケースも少なくありません。いわゆる「老老介護」（高齢者を介護している家族も高齢者）は、とても増えています。老老介護となると、介護家族の健康管理はさらに重要になってきます。

もう一つ、「もの忘れ外来」で注意したいのが「認認介護」で、付き添って介護している伴侶の方も、同じように認知症になってしまっている状態です。

介護している家族は自分が認知症になっているとは全く思っていません。おかしなことがたびたび起こるので、近隣や民生委員から「認認介護になって困っているのではないか」と自治体窓口や地域包括支援センターに連絡がいく、というケースもあります。

地域の「もの忘れ外来」に認知症の人の伴侶が定期的に連れ添って受診させている場合には、その介護家族の人が初期の認知症でないか注意して見守っていかなければいけません。早期発見のために必要であれば積極的に鑑別テストと診察を行い、もし診断がつくようであれば、夫婦で一緒に治療していくことになります。

これについても、家族介護が崩壊に陥る前に、トライアングル支援の中で家族も支えていく努力が必要だということになります。

◉相談員の重要性……認知症の人への接し方の援助・アドバイス

かかりつけ医による地域の「もの忘れ外来」がトライアングル支援の要となり、また拠点となることの重要性は理解いただけたかと思います。

実際に「もの忘れ外来」がスタートすれば、いずれ予約は増えていきます。当初は一人30分程度の外来でスタートしても、やがて診療時間を短くせざるを得なくなってきます。

また、認知症の人や家族にとっては、医師とは別のスタッフが「もの忘れ外来」にいて、いろいろな相談事にのってもらえる、さらに介護事業所のサービスや地域支援の仕組みなどについでもらえれば安心です。その相談役の存在が、敷居を低くすることにもなっていくでしょう。

都道府県指定の認知症疾患医療センターには、保健師や精神保健福祉士がいてその役割を果たしています。しかし、かかりつけ医が行う「もの忘れ外来」には医師と看護師しかいません。

当院では「もの忘れ外来」を始めてから数年して、このような相談機能の重要性に気づいて、「相談担当保健師」を「もの忘れ外来」に配置しました。問診や検査（テスト）なども含めて上記の役割を担当することにして、「相談員」と呼んでいます。

当院の「もの忘れ外来」に相談員を置くようになった経緯については、私たちの前著『ともに歩む認知症医療とケア』に詳しく書きましたのでぜひ参考にしてみてください。

実際に相談員のいる体制を始めてみると、介護相談や居宅介護支援事業所・介護サービス事業所・地域包括支援センター等、他機関との連携が強化され、効果的です。

大場医師は、外来ではいつもにこやかに、冗談など言いながら楽しく診察することを心がけていますから、外来に来る認知症の人や家族は何でも話してくれるものと思っていたと言います。ところが、やはり医師には言いにくいこともあるようで、そうした悩み事は相談員に「実はね……」という具合に話してくれるのです。

その情報は医師にフィードバックされますし、相談員はその悩み事の解決のために、また新たな支援の方法を考え、選択し、実践していきます。その結果が、明らかに病状の落ち着きと、自分らしい生き方の支援につながっていくと思われます。

認知症の人を中心に家庭内にごたごたが続くと、家族ばかりではなく認知症の人にもストレスが生まれます。それがＢＰＳＤを引き起こしたり悪化させる原因にもなります。

しかし、原因は認知症の人ばかりにあるとは限りません。家族の気持ちや対応の仕方で、そのようなストレスが家庭からなくなっていく場合も少なくありません。そのためにも「家族教育」は、認知症ケアにはとても大切になってきます。

家族は、認知症だからという思いがあっても、認知症の人が失敗するとイライラするものなのです。毎日毎日同じことを何度も聞かれればカッとなるでしょう。しかしそこで、冷静に自分たちの相談に乗ってくれる人からアドバイスされ、認知症の人がどんな気持ちで毎日を過ごしているか、特に介護者の日常の言葉や行動が認知症の人の心をどれだけ傷つけているか、ご本人の孤独な生活や不安の大きさを理解してもらうことで、家族もハッと気づいてくれます。このような家族へのアドバイスは、やはり医師よりも相談員のほうが適任で効果的であったりします。

「もの忘れ外来」を行っていきながら、適任の相談員を見つけて育てていくことも大切なことだと思います。

事例　ご本人に納得して診察・検査を受けていただくことが重要

吉田利治さん（仮名・76歳）は家族同伴で受診をしてくれましたが、初診時ではHDS-Rを受けていただけませんでした。「冗談じゃねー、こんなテストなんか。バカにするなー」と言ったそうです。

今日は2回目の受診です。前回の拒否内容は聞いていました。「お疲れ様です。今日は暑いですね。冷たいものでも飲みませんか」と個室に案内しました。すると快く入室してくれました。雑談後、「65歳以上になりますと、皆様に高齢者健診というものを受けていただくことになっています。失礼な質問もありますが受けていただくことはできるでしょうか」と尋ねると「受けてやってもいいよ」と答えてくれました。

この方はもの忘れを自覚されていたと思われます。ふだん家族からもの忘れを指摘されて嫌な気持ちになっていたのかもしれません。本人にとっては突然出された前回のテストは、もの忘れを自覚しているからこそ、今の自分を評価されることが辛く、興奮して拒否したのでしょう。冷たいものなどを飲んでリラックスしてもらい、あなただけではなくみんなが行うアンケートであると理解してもらい、受けることを自分で決めていただいたのです。このように一人ひとりに合わせて納得してテストを受けていただくことはとても大切です。

初回受診は特に家族も認知症の人も不安と緊張が増しています。本人は何を聞かれるのか、おかしいと思われないかと不安になり、ご家族は、かつての立派な親や夫の認知症を受け入れられないで心が乱れ、自分が介護を背負えるのか、何とかこの介護負担・費用を軽減できないか、親戚などにわかってもらえるか……と葛藤や不安が大きく膨らみます。

ご家族には日頃の介護のご苦労をねぎらい、認知症の人には初対面で称賛できることを探し、お洋服が素敵だとか、お話が面白いとか、現役時代のご活躍など、さまざまなことを話題にしてリラックスしていただくと、心を開いて、こちらの話も受け入れてくれるようになることが多いのです。

事例　認知症の人のイライラは家族とともに治していく

井上康子さん（仮名・69歳）は、60代前半で「もの忘れ外来」を受診しました。

いつも夫婦喧嘩が絶えないことで心配した息子さんが、お母さんの康子さんの言動が少しおかしいのではないかと思って受診につながりました。

康子さんは若年性認知症でした。家族が困っているのは、とにかく康子さんがいつもイライラして怒っていることでした。特に夫婦で散歩していた時、ご主人が康子さんが知らない女性に話しかけたことがきっかけで嫉妬妄想がひどくなり、そのことを思い出しては怒りだす毎日だったようです。

よくないのは、その康子さんにご主人も応戦してしまうところでした。いちいちありもしないことを嫉妬され、感情を逆なでされますが、ご本人も（事実とは異なっている）嫉妬妄想の不安で苦しんでいます。

康子さんが外来に来る際は、ご主人とはいつも一緒です。息子さんや、時には娘さんも一緒で4人くらいで診察室に入ってくることもあります。ですから、家族愛は人並み以上です。要するに、家族が対応法を知らないことからくる混乱なのです。

何とかご主人のイライラを鎮めないことには良くなるものも良くならないと考えて、外来のたびに家族の話を伺い、いろいろとお話をさせてもらいました。言うなれば「家族教育」です。また、大場医師は認知症の人のイライラや妄想を鎮めるために漢方薬の抑肝散を使いますが、これを康子さんとともにご主人にも処方しました。「もの忘れ外来」は家族も一緒に治療できるのが大きなメリットです。

そのおかげで、激しい夫婦喧嘩はなくなったようです。少し言い合いになることはあっても、ご主人が、認知症の康子さんを受け入れてくれるようになってきたのでしょう。漢方薬の効果もあると思います。今では落ち着いて、ご夫婦で「もの忘れ外来」に通院してこられます。

事例　認知症になって自動車の運転をやめたが……

渡辺修三さん（仮名・70代半ば）は畳屋さんのご主人です。長年、畳職人として働いてきましたが、最近になって約束を忘れたり失敗することも多くなったということで当院の「もの忘れ外来」を受診しました。それで、ＡＤと診断されたのです。

渡辺さんは、受診した時も仕事をしていました。修理した畳は、軽トラックでお客さんのところに運んでいきます。大場医師は、それは危険が伴うと判断しました。

最近は、高齢者による高速道の逆走やブレーキとアクセルの踏み間違いによる交通事故が多発しています。特に認知症の人は要注意です。これを防ぐには、やはり運転を中止する以外にありません。事故を起こしてからでは遅いのです。家族と相談して、渡辺さんの運転をやめるようにもっていきました。本人もその時は理解してくれて、運転はやめたのです。

しかし、自動車を使わなければ畳を運ぶことができず、仕事になりません。結果として渡辺さんは仕事もやめ、そのストレスもあって、お酒の量が少しずつ増えていきました。アルコール依存症になってしまうのではないかと心配した家族は、昼間から飲んでいる渡辺さんを厳しく責めたりします。それも渡辺さんのストレスになりました。また、「免許証返納」も忘れてしまい、仕事と車にこだわり続けます。

そうこうしているうちに食欲低下や腹痛などが出てきて、検査の結果は、大腸にがんが見つかり、すぐに手術ということになりました。

認知症の人が入院すると、環境が変わって不安になり、夜中に混乱・興奮したりすることが多くなります。家族は心配して昼は妻が付き添い、夜は4〜5人で分担して泊まりました。それを入院している2週間ずっと続けたのです。渡辺さんは、とても安心した様子で、夜も静かに眠るようになったそうです。

手術も成功して、退院してからはお酒も飲まずに、家族と落ち着いて暮らしています。

しかし、その後も仕事と車へのこだわりは続いています。

訪問診療について（大場敏明・執筆）

◉訪問診療でも認知症の人を支えていく

私たちのクリニックでは、一般外来とともに「もの忘れ外来」を行いながら、訪問診療も行っています。

国は、外来治療と入院治療のほかに第三の診療方法として「在宅診療」を推進しています。通院できない患者さんや終末期医療にかかる患者さんに対して、在宅療養支援診療所の指定を得たクリニックから医師や看護師が自宅を訪問して診療を行う仕組みは、すでに日本中に広がっています。これが訪問診療です。

訪問診療の仕組みは、病院のベッド数の不足状況を助けますし、もちろん受診ができなくて在宅で診療を受けたい患者さんのためにもなります。高齢社会ではとても重要な仕組みです。

この訪問診療では、必ず「認知症の人を診る」ということが起こってきます。その場合も、

「もの忘れ外来」と同じように、医療（訪問診療）が介護や地域と一体となってその人に最も適切なトライアングル支援を行う起点であり要とならなければいけません。

しかし今のところ、認知症もしっかり診て介護や地域につなげられるような訪問診療は、ごく一部でしか行われていないのが現状です。

「もの忘れ外来」を始めた医師が訪問診療も行うことは、在宅で「もの忘れ外来」を受診できないでいる認知症の人の支援をしっかりしたものにしていくために、さらによいきっかけとなるでしょう。ただし、実際には一般外来も「もの忘れ外来」も、さらに訪問診療も、というのは、なかなか時間的に厳しいものがあるかもしれません。

したがって、その地域で訪問診療を行っている医師と連携を強めていくことは、「もの忘れ外来」をスタートし継続していく中で必要なことの一つだと思います。

⊙認知症の在宅療養について

認知症の人の多くは、環境などの変化が苦手です。健康な人のように、臨機応変に判断して行動を選択することができなくなります。状況が少しでも変わると、どうしていいかわからず、その不安がＢＰＳＤを引き起こしたり、悪化させてしまうことがあるのです。

認知症の人が入院してしまうと悪くなって帰ってくる場合がありますが、それはいろいろな

当院の訪問診療の統計から①

◎訪問診療（往診）での認知症への取り組み2013年10月発表。
3年間の訪問診療件数233例、認知症関連は93例（39.9%）

①平均年齢：83歳
②訪問診療先：在宅56%、認知症GH38%、高齢者施設6%
③在宅への訪問診療の理由：歩行障害・ADL低下76%、認知合併で外来通院困難12%、認知症で病識欠如による通院拒否12%
④通院困難例と拒否例の病名分析：困難例：AD50%、血管性・神経病など50%、拒否例4例：全例AD（若年性1例）
⑤その後の診療形態：困難例4人往診継続中、2人入院・入所。拒否例3人が外来診療へ移行。3人は訪問診療継続中

要因が考えられます。住み慣れた家や地域から離れることは、慣れ親しんだ安心できる状況から切り離されてしまうことです。知らない場所と人、理解できない話に不安が募り、恐怖さえ感じ、大きな悪影響を与えるのではないかと考えられるのです。

その意味で、入院しなければならない状況でも、訪問診療や訪問看護・訪問介護を利用することによって在宅療養が可能であれば、認知症の人にとっても家族にとってもそのほうがよいことになります。

また、BPSDなどの悪化、受診拒否、歩行困難などの理由で外来受診ができない場合には訪問診療が必要ですが、特にBPSDが悪化しているような場合の入院にはかえって悪い刺激を強めることにもなるので注意が必要です。

このような時は、適切な訪問介護サービスを利用して、馴染みの関係づくりから始め、他の人が家に入ることに慣れていただき、次に医師の訪問診療が入るなどの工夫をします。このように、医療と介護サービスの在宅導入方法を、その人に合わせて検討していくことでうまくいくことがあります。

事例　若年性認知症で不穏・拒食など、胃瘻で在宅療養が可能に

土屋敬一さん（仮名・63歳）は、若年性認知症です。ADで進行が早く、症状はかなり進んでいます。いろいろな介護事業所に頼みましたが、どこにも受け入れてもらえませんでした。当院の2階にある認知症対応型デイサービスに通うようになったのですが、来所しても5分ほどで外に出て歩き回ってしまうのです。危険なので、ケアスタッフが一緒に付き添いますが、そのスタッフが気にいらないと暴力に訴えます。しかし奥様に似た介護スタッフにだけは、しぐさが優しいのです。

さらに、いちばん心地よい場所は、当院1階の外来待合室だったのでした。しかし、通常一般外来にはたくさんの患者さんがいます。受付や患者さんを呼ぶ看護師でざわわしています。そういう環境がダメで、土屋さんは不穏になってしまいます。一時は外来を休んでしまったことさえあります。さらに拒否して食べない、水分も摂らない、薬も飲みません。介護では対応

できなくなり専門病院への入院となりました。そして拒食・拒薬が続いたので、家族の希望もあり胃瘻が設置され、水分や栄養と薬を注入することになりました。

6か月後、病院の主治医から、在宅での介護負担を思い、施設入所レベルまで落ち着いたから退院の時期だと言われました。奥様から「在宅か施設か」と悩んでいると助言を求められました。本人の奥様への思いは深く、観音様を見るような眼差しで奥様を見つめるその姿に、私たちスタッフも「在宅でがんばりましょう」と助言しました。

退院してからは、在宅の訪問診療で診ていますが、経管からの栄養と薬の効果で以前よりは格段に落ち着きました。拒食のままでは栄養失調となってしまう状態で、胃瘻という措置でしたが、家族も「そうしてよかった」と言っています。

奥様もまだ若く元気で、大変だったと思いますが、若年性認知症の家族の会の設立メンバーになって、同じような境遇の家族といろいろな情報交換をしています。さまざまなアドバイスを参考にして、奥様も自宅でご主人を看続けています。

このようなことは医師にも相談員にも介護スタッフにも、できないことです。家族会という特別な場で、同じ立場の人からのアドバイスに大きな勇気を得ているのです。

在宅や施設での看取り、ターミナルの医療と介護

⊙今後増えてくる、自宅での「看取り」

近年、医療の発達とともに、人々の「亡くなる場所」は自宅から病院に大きくシフトしてきました。１９５０年代の日本では7～8割の人が自宅で亡くなっていましたが、現在では約8割もの人が病院で亡くなっています。

しかし4人に1人が65歳以上の高齢者で、２０２５年には3人に1人近くなっていく日本では、やがて最期の場所となる病院のベッドにも空きがない、という状況にもなりかねません。在宅療養が広がっていくことによって、自宅で亡くなるお年寄りも今後は増えてくると思われます。

厚生労働省の統計などを見ると、多くの人が「病院で機械につながれたまま死ぬよりも、住み慣れた家で家族に見守られながら死にたい」と考えています。

人生の最期の時間は貴重なものです。認知症の人にとっては自宅という安心できる環境で、家族に見守られて逝くことを望むのは当然と言えるでしょう。

しかし一方で、家族の負担も心配です。認知症の人を見ている家族には、在宅での看取りを

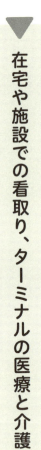

選ぶことによって、緊急の処置が間に合わなくなるようなことがないか、という不安があるのです。しかし訪問医は24時間往診体制をとっていますし、入院治療の必要があればすぐに受け皿となる病院を紹介する連携体制もとっています。したがってそのような心配は必要ないのです。

自宅で家族に看取られるということは、認知症の人が最期まで自分らしく生きることの「人生の総仕上げ」となるかもしれません。介護を続けてきた家族にとっても「在宅で看取ってよかった」という大きな感動につながるものです。

家族や親族でじっくりと話し合い、考えることだと思います。

事例　認知症の人の末期がん、最期は自宅で家族に看取られて……

紺野あゆさん（仮名・84歳）は76歳の頃から、当院の一般外来に通院していました。高血圧の薬が出されているのですが、ご主人が「お金がかかるから受診するな、高血圧の薬なんか飲むな」と反対するので、服薬できない日が続いていたようです。

「私は旦那よりも先に死ぬわけにいかない」が口癖のあゆさんは、後妻のようで、大場医師はそうとう仲が悪い夫婦と思っていましたが、実はそうではなかったのです。

その後、あゆさんの血圧が急に上がり、待合室で気分が悪くなって、倒れてしまいました。

当院の訪問診療の統計から②

◉グループホームでの認知症看取り

①グループホーム・○ほ○み
開設期間14年・2ユニット運営。看取り件数7件、看取り期間・2～6か月、病名（老衰4件、悪性腫瘍2件、DM性腎不全1件）

②グループホーム・○○○○の家
開設期間14年・1ユニット運営。看取り件数4件、看取り期間・1週間～3か月、病名（老衰3件、悪性腫瘍1件）

その時心配したご主人は自身の高血圧の薬を飲ませたようです。それから、高血圧の薬を定期的に服用するようになり、その翌年の1月にはご主人に勧められ、ご主人の付き添いで「もの忘れ外来」を受診することになりました。

初診時のHDS-Rは15点でした。MRI-VSRADの検査では、小さな脳梗塞が多発しており、血管性認知症と診断され、脳血流を改善させる薬による治療が始まり、またデイサービスにも通い出しました。薬や介護サービス利用の効果がはっきりと現れ、春頃にはHDS-Rが21点にまで上がったのです。

ところが1年後の5月、あゆさんの体重が急激に減ってきました。精密検査の結果は肝臓がん、それも末期という診断でした。あとでわかったことですが、C型肝炎で、本人はもちろん、

グループホーム○○○○の家（当法人運営）スタッフ・アンケートから

看取りが施設でできたことは、
本人・家族・同入居者にとって満足できたと思う。

家族・医療スタッフ・介護職が
一丸となる素晴らしさを学んだ。

入居者仲間やスタッフと
心通わせることができたと感じられた。

痛みや苦しみを訴えられない認知症の
人に適切な配慮ができていなかった気持ちが残る。など

誰も気づいていませんでした。

そしてあゆさんの病状が急激に悪くなっていき、消化器担当医は検査入院を指示しました。

この時ご主人は、こう言って大場医師を困らせたのです。「入院なんかさせたくない！　かわいそうだ、うちで看てあげたい！」。それでもまずは確定診断をつけ、何らかの治療が可能ということであれば、楽になるかもしれないのです。そんな説得に、ご主人もようやく納得し、9月初旬に入院しました。

しかし精密検査の結果、やはり治療の手立てがないことがわかりました。ご主人は涙ながらに「連れて帰りたい、うちで亡くなってもいいから一緒にいたい」と専門医に訴え、退院することになったのです。

退院当日、大場医師が往診で駆けつけました。

あゆさんはぐったりとしていましたが、意識ははっきりしていて、「帰って来ました」と笑顔で言ったそうです。そして、その翌日に、穏やかに旅立たれました。

ご主人は「家に帰って来てよかった、看取れてよかった」と涙ながらに大場医師に言いました。そして「苦しかっただろうね」と、亡くなったあゆさんの顔をさすりながら、ずっと語りかけていたのです。

なお、当院での在宅看取りは、毎年20件近くに及びますが、老衰・寝たきり・がんターミナルで、認知症の人の在宅看取りは、当事例が初めてでした。当院が訪問診療をしている二つの認知症グループホームでの看取りは132ページのような統計になっています。

「家族会」という支え合いと情報交換と学びの場を組織する、活用する

◉家族会や認知症カフェで励まし合う、支え合う

認知症は治癒が難しく、また良くなったり悪くなったりをくり返しながら多くは徐々に進行していく病気です。認知症の人の生活を支えるための介護は不可欠で、病状が悪化していく場合には家族の負担は大きくなりかねません。

しかし、認知症の人の介護は、「病状が進んでくればすべて困難になる」わけではありません。

たとえ進行しても、中核症状が主であれば在宅での介護は可能なことが多く、そのまま幸せな看取りに至ることもできます。

介護する家族が困るのは、認知症の人の暴言・暴力、介護拒否、夜中の不穏、徘徊といったＢＰＳＤです。病気とはわかっていても、認知症の人の状態が以前と大きく変化してしまい、また終わりが見えない中で、介護者である家族の毎日はそれこそ「介護地獄」状況になってしまうことがあります。

妄想や介護拒否は、最も身近で介護を背負っている介護者へ向けられることが多く、介護者の心の傷となることがあります。これは一人で抱え込んでいればいるほどストレスも大きく、苦痛も増してきます。「もの忘れ外来」の医師や、看護師・相談員は、そのような家族の思いと負担、ケアも視野に入れての対応が必要になってきます。

このような中で話し相手としてよいのが、同じように認知症の人を介護している家族の人たちです。現実をいちばんよくわかっている介護家族当事者同士となら共感し、励まし合うことができます。

家族会の話し合いで、時には「首を絞めたい衝動にかられる。出て行ったらこのまま帰らなくてもいい」などと過激なことも笑いながら過去の話として語ってくれる先輩介護家族の言葉に、「自分だけではなかった、あんなに笑えて話せる日が来る」と勇気づけられ、元気が出ると言います。

また、比較的早期の認知症の人であれば、次章で述べる地域の「おれんじカフェ」（161ページ参照）などを利用することも有効です。ここでは、家族会について述べます。

⦿「もの忘れ外来」から家族会を発足

認知症の人の介護家族が集う「家族会」の意味は、とても大きいものです。家族会のつどいでは、医師等によるミニレクチャーがあります。そこでは認知症を理解し、治療方法やBPSDへの対応方法、寄り添い方、介護方法などを学ぶことができます。また、家族同士の話し合いでは、生活や介護・福祉情報などを交換し合っています。何よりも介護の苦労話、悔しい思い、辛かったことなどが誰にも気兼ねなく吐露できる場であることは、大切で貴重な、精神的拠り所であると思われます。

当院の「もの忘れ外来」ではご近所で開催される「家族会」への参加を呼びかけるようにしています。近隣に適当な家族会がなければ、「もの忘れ外来」に通っておられる同じような家族を募って新しく家族会を立ち上げるお手伝いもしています。

前著では、若年性認知症の家族の会「ふれあい」の会長・清水猛司さんから「証言」をいただきました。この「ふれあい」は、清水さんにお勧めして結成された「若年性認知症の家族の会」です。

きっかけは当院の「もの忘れ外来」でした。

「もの忘れ外来」で相談員として介護家族のお話を伺っていると、認知症で、同じような苦労話や悩み事を打ち明ける方がたくさんいらっしゃいます。奥様が若年性認知症（ＡＤ）になった清水さんも、受診までに７年もかかり、ご苦労された一人でした。

清水さんの奥様は最初、「もの忘れ外来」に受診することさえ拒否していました。訪問介護という方法もありましたが、介護士を派遣しても家に入れてくれません。しかしそもそも、診察しなければ要介護認定の申請もできません。

そこで、相談員から地域包括支援センターにお願いして、何とか外の人が家に入っても受け入れていただくように頻回の訪問をしてもらいました。その結果、訪問介護サービスの導入ができるようになり、訪問診療も受け入れてもらえるようになったのです。しかし家の外への通所は拒否の一点張りでした。結局、デイサービスに通えるようになるまでにさらに１年かかり、それから半年が経過してようやくショートステイが利用できるようになり、介護負担の軽減に至ったのです。

その間、ご主人は大変でした。何とかご主人の心身の負担軽減の支援を行っていかなければならないと考えていました。そのころ外来に同じ若年性認知症の人が３名ほどおりましたので、私は清水さんに「若年性認知症の家族会を発足させ、皆さんでお話しされる機会をつくりませんか」と家族会の設立を提案しました。ほかの家族の方も同意され、「若年性認知症の家族の会・ふれあい」が設立されました。今は12名の会員になりました。

家族会は家族の日頃のストレスを和らげるだけでなく、家族の適切なケアにも表れ、症状緩和にも効果を波及させることができます。また、まだまだ整備されていない若年性認知症の施策への提言にもつながっていくことでしょう。

⦿教育の場としての家族会（経験の伝達、家族からの情報がスタッフや医師の学びに）

認知症は、医師だけで治療を成功させられるものではありません。医師の学びはもちろんですが、同時に、認知症の人の家族も介護するケアスタッフも、さらに地域福祉に関係する他職種や近隣の人も、みんなが認知症のことや認知症の人（当事者）の思いについて「学び合う」ことがとても大切です。

それは認知症の病気の特徴だけでなく、地域社会の中で認知症の人が普通に暮らしていき、地域もまたどのように共生していくのかの学びでもあります。家族会や「おれんじカフェ」のような場は、そのような学びにとてもふさわしいと言えるでしょう。

そうしたことから、主治医である大場医師や外来の相談員も、家族の会に参加しています。

そこは家族同士の支え合いと情報交換の場なのですが、主治医がいて医師の立場で発言したりアドバイスすることは、家族会のメンバーにとって認知症を正しく理解し、適切な医療とケアを学ぶことができます。そして何より、認知症の人がどんな不自由さや強い不安を感じているか、認知症の人の気持ちを理解できるようになっていきます。それは家族にとっても大きな安心につながります。

大場医師や相談員にとっても、そこで得られる認知症の人や家族の話はその後の治療やケアの貴重な情報となります。また、それまで知らなかった、認知症の人と寝起きをともにしている家族にしかわからないようなことに、ハッと気づかされることもあります。

介護家族にとって、ほかの家族の経験談はさまざまなメリットをもたらしてくれます。認知症の人の介護は、そのような経験者の知恵の蓄積によって進化し、普遍化されていく側面があります。個々の経験を情報として蓄積していくためにも家族会は重要な役割を果たしますし、それを発展させることが地域のトライアングル支援を強固なものにしていくと考えています。

事例　認知症の人の望む環境調整で、激しいBPSDも安定へ

・「隣がわめいている、何とかしてくれ！」

前頭側頭型認知症（FTD）の人は、同じ時間に同じ行動をしないではいられなくなります

（常同行動）。ある朝のこと、公的相談窓口に苦情の電話が入りました。団地で隣の住人が外に出て騒いでいる、自分は夜勤でこれから眠りたいのに眠れない、何とかしてくれ、というのです。

騒いでいたのは、ＦＴＤと診断されていた土井達雄さん（仮名）でした。通っているデイサービスのお迎えが、時間より少し遅れたために、ガマンならず玄関の外に出て何やら大声で怒鳴っていたのです。

すぐに相談員から地域包括支援センターに連絡が入りました。その土井さんは以前、当院の「もの忘れ外来」に通院していて、奥様は若年性認知症の家族の会に参加している方だったのです。

土井さんは数年前に当院の「もの忘れ外来」を受診していました。当時、土井さんは60歳代で、若年性認知症（ＦＴＤ）と診断されたのです。奥様は家族の会に入り、土井さんの治療やケアも続けられていたのですが、ある時、大きな病院の神経内科に転院していました。理由は、親戚からこう言われたからです。

「そんな町医者にかかっていて大丈夫なのか。認知症は難しい病気だから、大きな病院できちんと専門医に診てもらったほうがいい」。これはよくあることです。

土井さんは転院されましたが、奥様は家族の会への参加を続けていました。しかし奥様は、家族の会でご主人の家庭内での激しいＢＰＳＤについて、特に話していませんでした。その頃、土井さんは症状が悪化すると外へ出ないと暴力に訴えるので、そういう時はいつも奥様は家に閉じ込めておいたそうです。

あとで伺った話によると、家族会でそこまで赤裸々なことを話してよいとは考えていなかった、ということでした。もちろん、隠したいというお気持ちもあったのだと思います。

私たちは、奥様のお話から、転院した土井さんは「同じ時間に散歩する程度で、在宅で困難もなく療養できている」と認識していましたから、地域包括支援センターが介入してそれが土井さんだったことに少し驚いたのです。

・家族会のアドバイスが大きかった

土井さんは転院して専門医の治療を受けていましたが良くなりません。そもそもＦＴＤは認知症の中でも治療が困難で有効な治療薬もないと言われています。まだ若いので若年性を対象としたデイケアもなく、一般のリハビリ系デイケアに通っていました。しかし、やはり常同行動が現れて施設で大変な騒動になることもあったようです。そして今回、夜勤だったお隣さんからの苦情の電話になったのです。

このような問題が起こった時は、地域で認知症の人が暮らし続けられること、地域も認知症の人を支えられることを考えていく、よい機会にしていくことが大切だと思っています。

そこで地域包括支援センターのもとで各方面から関係者も参加いただき「地域ケア会議」の開催を提案しました。奥様が「ぜひそうしてください」と言ってくださったので、地域包括支援センターの職員が中心になって、奥様、娘さん、介護支援専門員、民生委員、団地の自治会役員、医療機関が集まって、現状の把握と今後の対策、支援の方法について話し合いました。

ＦＴＤと土井さんの常同行動についてきちんと理解をして、なるべく同じ時間に同じことができるように配慮することが確認されました。特にデイケアのお迎えが遅れると不穏になり調子が悪くなるので、事業所のほうに遅れないような対応をお願いしました。

また、この日の家族会は、大場医師をはじめ、土井さんの介護支援専門員や介護スタッフも参加しました。奥様は家族会で、これまでの経緯を述べられました。すると意見を求めるまでもなく、皆さんから自分の経験やアドバイスが出されたのです。

なかでもよかったのは、「若いとはいっても、しっかりと認知症の人を受け入れられるデイサービスに移ったほうがいいのではないか」という意見でした。

その後、土井さんはすぐに認知症対応型のデイサービスに移りました。また、奥様も本人も「やっぱり大場医師に診てもらいたい」ということで、再び当院の「もの忘れ外来」に通院するようになりました。

このようにして環境を整えていきましたが、依然としてＢＰＳＤは続いています。

また、家族会では家での介護方法を奥様から伺って介護スタッフが介護の学びをしました。歯ブラシの促し方やトイレへの誘導など、土井さんだけの独自の介護方法が必要で、奥様は介護スタッフの先生です。こうして土井さんが激昂することは少なくなりました。

土井さんは介護事業所では、時間ごとの外出があって近所を一周して帰ります（ＦＴＤに多い常同行動）。最近は自販機を使って飲み物を買い、公園で一休みできるようになりました。認知症、特にＢＰＳＤが極めて強い場合は個別ケアが必要です。そして家族会でのケア方法の経験交流や、医療と介護事業所、地域の連携が不可欠なのです。

事例　認知症の人の思いに寄り添い、人間関係と生活環境を整える

・「もの盗られ妄想」に「嫉妬妄想」が加わって……

野中優子さん（仮名）は、60代前半で認知症を発症した若年性認知症（ＡＤ）です。二つ上のご主人と二人暮らしで、昔からとても仲がいいのです。ご主人は現在も東京に勤めているので、日中、優子さんは初期認知症対応のデイサービスに通所しています。

優子さんは財布を置いた場所を忘れてしまうので、探せなくなると、それをご主人が盗んだと言って怒るのです。

やがて、嫉妬妄想も始まりました。通っているデイサービスのケアスタッフ（Ａさん）とご

主人が「できている」と思い込んだのです。優子さんの思いはエスカレートし、ご主人が自分の財布を盗んで、そのお金でAさんとの愛の住処を新築しようとしているとの考えに至り、ご主人に対して大声を出し、暴力に訴えるのです。

そういう時は危険なので、逃げるように伝えています。ご主人は何も言わず家を出ていきます。そして優子さんの感情が収まってから戻ろうと思うのですが、疲れてそのまま車で寝てしまうのでした。そういう時に限って優子さんが夜中に目を覚まします。ご主人がいません。きっと愛人のところへ行ったのだろうと、また騒ぎが始まるわけです。

しかし、妄想はありますが、優子さんはデイサービスには機嫌よく通ってきます。Aさんとは口もきかないわけでもなく普通に接しているのです。それでいて相談員の私には「Aさんたら、私の前でしらじらしくあんな態度をとって」と話します。

・妄想の源は本人の心の底にある

私は、何とか優子さんの妄想を緩和できないかと、定期的にお会いしお話を伺いました。

優子さんは、認知症になってしまって、大きな不安を抱えていました。

自分はこれからどんどん悪くなっていって何もわからなくなってしまう、夫の重荷になっていく、そんな自分がたまらなく嫌だ、と言います。今はまだ料理をつくってあげているけれど、主人はすでに自分を重荷に感じているかもしれない、嫌われているかもしれない、将来捨てられるかもしれない、だからすごく辛いんだ、と言われるのです。

そうした思いの中での出来事でした。

デイサービスに通う前には、事業所の担当者が利用者の自宅へ伺って、実態調査を行い、今後行っていくサービスについて説明をしていくのです。この担当者がAさんでした。

訪問調査を終えたAさんが帰ろうとして外に出ると、雨が降っていました。そこでご主人が門まで送っていきました。その二人の「相合い傘」の後ろ姿が優子さんの脳裏に焼きついてしまったのでしょう。

その時の話を、優子さんは私にしてくれたのです。

・妄想の中の「愛人」の存在が薄らぐように

認知症の人は、私たちが想像もつかないところで大きな不安と恐怖を抱え込んでいます。それが激しいBPSDにつながる一つの大きな要因ともなっていきます。

私たちは暴言・暴力を振るう認知症の人を見ると、物を投げつけた、暴言を吐いた、ガラスを割ったと、そうした現象面ばかりを見て症状を捉えてしまいがちです。しかし、その心の奥底には本人のどうにもならない辛い思いがあるということを忘れてはいけないのです。

優子さんの中では、ご主人に負担をかけ嫌われるのではないかとの不安と、Aさんと相合い傘だったという映像が根強く焼きついているようです。

そこで、Ａさんには気の毒でしたが、ほかの事業所に異動してもらうことにしました。Ａさんとご主人の接点がなくなれば、優子さんに嫉妬の炎を燃やさせる要因が薄らいでいくはずです。

また、優子さんには薬物の副作用もありました。認知症治療薬メマリーによる激越症状です。しかも通常の半分程度の量でもその副作用が出てしまうのです。そこでご主人からの病状報告を受けながら用量の調節（20㎎を10㎎に）が行われました。

薬物と環境の調整によって、優子さんは以前のように暴力に訴えることはなくなりました。ご主人も、優子さんの心の底にある不安を理解して、それを増幅しないような生活を心がけてくれるようになりました。

ご本人から話を聞き、その心の奥底にある思いを理解した上で、医療と生活環境と人間関係に配慮していくことがとても大切なのです。

第4章

トライアングル支援への「要」・調整役としての「もの忘れ外来」

高杉春代

認知症の人が輝ける地域づくりをめざす

⦿より良いトライアングル支援のために必要なこと

トライアングル支援は、①医療、②介護（ケア）、③地域および家族という三つの力を結集して、その人らしい生活と人生をつなぐ支援をするという考え方です。

医療はＢＰＳＤの緩和や認知症の進行を抑制することが大切になります。しかし、医療で治癒が困難な認知症に対しては何を目標に支援をすればよいのでしょうか。

それは新オレンジプランでも提唱されているように、認知症の人が住み慣れた地域で、今までと同じようにその人らしい生活と人生を送ることができるよう、みんなでサポートしていくということです。

そのためにも、ともに暮らせる地域社会であることが必要です。たとえば、認知症の人が道に迷っても、地域住民の協力によって普通に家に戻ってこられるような地域です。前章で述べたように、毎日の生活を送る家庭環境、また一緒に暮らす家族の役割も重要ですが、地域の役割はさらに大切になってきます。生活のハンディキャップとなっている部分を補い、介護家族を温かく見守る環境、認知症になっても、ともに暮らし続けられる地域をつくる。そのために、認知症の人を地域で支援していくのだという考え方が必要です。

誰もが認知症と無関係でいられなくなっている現在、ともに暮らせる地域づくりは、認知症の人のためだけに行うものではなく、地域に暮らす私たち全員のためにも必要なことでもあるのです。

◉認知症の人が望む生活と介護サービスの選択

オーストラリアの上級行政官として働いていましたが、46歳の時に、若年性認知症と診断されたクリスティーン・ボーデン（再婚しブライデンとなる）氏は、自らの認知症としての体験を本にまとめています。著書に『私は誰になっていくの?―アルツハイマー病者からみた世界』（２００３年10月刊）などがあります。

彼女は著書の中で、「うまく言えないからといって、私たちには言いたいことが何もないというわけではない」「私たちがより感情の世界に生き、認知の世界に生きることが少なくなっているので、記憶に残るのは、あなたが何を言ったのではなく、どんなふうに話したかということだ」と言っています（『私は私になっていく』２０１２年10月刊）。

認知症の人が語れなくなったのではなく、むしろ豊かな感情を持ち、感情の世界に生きているというのです。認知症の人とのコミュニケーションは言葉に頼るのではなく、感情の交流を豊かにすることで表現し、交流ができるのです。私たちは語らせていないだけなのです。

認知症の人の思いを受け止め（初期から中等度〜重度へと移行していきますが）、その時その時の容態に合った、本人が望む生活や介護サービス内容・介護事業所を選ぶことが大切です。

初期の頃は、働くことやボランティアなどの社会活動への参加によって、もう一度活気ある生活を取り戻すことができるでしょう。また、趣味の俳句や陶芸・書道・運動等の活動を継続することなども体と脳の活性化につながります。

初期の認知症の人の場合、介護サービスを利用したがらない人が少なからずおられます。「あんな場所嫌だ」「あんな人と一緒にされたくない」「介護事業所と書いてある送迎の車なんかで来ないでよ」等々……。初期の認知症の人が行きたくなる介護事業所が極めて少ないのが現状です。

「まだ働きたい」「ボランティアをしたい」「静かに穏やかに暮らしたい」と、なかなか家から出たがりません。今は、初期の認知症対応型の介護事業所の紹介や地域のサロン、「おれんじカフェ」の紹介をします。また、働きたい人や介護事業所に抵抗がある人は、ボランティアとして介護事業所への参加をお願いすることもあります。

中等度になると、従来の生活習慣を大切に、いつまでも生活の自立を維持し続けられるようにすることが重要です。食事づくりなど食生活の自立支援に取り組むことや、洗濯・掃除などの家事、花壇の手入れ等と合わせ、音楽・リズム・ボール体操・ウォーキングなども大切になります。

この頃の支援は、ＢＰＳＤへの対応も重要です。認知症ケアに取り組んでいる介護事業所選びも、個別支援が充実しているところを探すことが大切になります。ＢＰＳＤの多くは適切なケアで改善することも多く、また、不適切なケアであれば症状は悪化します。

認知症の人にとって介護事業所選びは、とても大切なのです。

◉地域が認知症の人とともに普通に暮らすためには

適切な介護サービスの利用は認知症の人を落ち着かせ、あるいは活気づけ、結果的に症状の改善につなげることができます。医療の役割も、その進行をできるだけ遅らせ、認知症の人が自立して生活できる期間を可能な限り長くすることになるでしょう。つまり、重症化を予防し生活の障害をできるだけ遅らせていくということです。その結果、認知症の人が最後まで自立した普通の生活ができ、その人らしい生活と人生を続けることができるのです。

そのために重要なのは、認知症の人の容態に応じた適切な医療および介護・生活を随時行っていくということです。どのような薬が適切か、認知症の人の生活や症状ごとに大きく変わります。その上で、認知症の人の容態に応じた自立支援（ケア）が受けられる介護サービスが大切なのです。

医療と介護は、車の両輪です。両輪は密接に連携してこそ相乗効果をあげることができます。不適切な介護であったり、介護量が不足すれば薬が多くなるかもしれません。医療と介護がともに認知症の人を支えていく重要性がここにあります。

地域・家族も含めたトライアングル支援全体の要は、現状では医師が行うのが最もスムーズでしょう。かかりつけ医の先生方が「もの忘れ外来」を行うことの意味は、「もの忘れ外来」が拠点となって、継続してトライアングル支援が自然につながっていくことであり、そのことが「認知症の人とともに暮らす地域づくり」という理想に近づくことにもなるのです。

認知症の人の「地域での生活」を支えて……ともに暮らす町づくり

◉認知症の人の環境はできるだけ変えない

認知症の人の苦手の一つに、慣れ親しんでいた環境や状況が変わることにすぐ対応できないということがあります。

訪問介護をお願いすると、最初は嫌がっていたものの、同じヘルパーさんに決まり、時間になると来て毎日同じことをやってくれると、馴染みの関係になって不安が取り除かれ、情緒が安定してくることがあります。ところが、毎日ヘルパーさんが変わって他の人が来ると、それだけで情緒は不安定となり、訪問を拒否したりします。

慢性疾患の患者さんが、そのまま同じ医師が行っている「もの忘れ外来」にかかれるということは、認知症の人を安心させて「敷居を低くする」（＝早期診断・早期対応につながる）、「通院を継続できる」ということにつながります。それも、状況の変化を好まない認知症の人には、大きなプラスになるのです。

このように、認知症の人が最も安心してリラックスして過ごせるのは、やはり昔から暮らしていた家であり地域なのです。安心できる家で、昔と同じように普通に暮らすことができれば、認知症の人の心は安定し認知症の進行を遅らせることにつながります。

◉普通に自然に当たり前に認知症の人をサポートできる地域に

多くの認知症は進行していきますから、時の経過とともに症状は変化するし、激しい症状が現れることもあります。そのような場合には、前述のように、認知症の人の容態に合った介護サービスを積極的に利用することが大切になってきます。

「ＢＰＳＤが悪化し、在宅生活が困難な場合、症状の改善のために施設に入ることが好ましい」と、認知症の人に強制してはいけないでしょう。ご本人の意思、つまり我が家から出てそんなところへは行きたくないという思いを無視してはいけません。

近隣の地域も同様です。昔から親しかった近所の人たちと挨拶ができて、路上で井戸端会議もでき、同じような普通の関係が継続していくことは、認知症の人の心の安定にとても良いことです。そのためにも、地域の人たちの認知症に対する理解と協力が必要です。

そのような地域社会は、昔の日本の地域にはあったはずです。認知症の問題に限らず、近隣同士の理解と協力の関係の上に地域社会というものが成り立っていました。近所のおじいさんが認知症になっても、隣近所の付き合いを続けて、結果として支え合っているというのが当たり前の普通の生活であったはずです。それは近所・地域の人々が認知症の人と「ともに暮らす」ということなのです。

高度成長下に核家族化や過疎化が進んだ現在の日本では、昔あった地域の関係を「町づくり」として意図的につくり上げていかなければならないということなのだと思います。

◎三郷市在宅医療・認知症医療研究会に介護・地域関係者も参加し連携を強化

医療と介護、さらに地域との連携という意味では、医師の間で行われていた「三郷市在宅医療・認知症医療研究会」は月1回定例で開催し10年の歩みとなり、機能も拡大してきています。

これは当初、認知症の「在宅医療」の勉強をしたい医師が集まって行われる事例検討会でした。そして認知症治療の現実的な問題点、特に精神科医も参加した上で精神科の薬も含めた認知症の人に使う薬の使い方を、症例をまじえて共有していこうという集まりに発展してきました。

今では、地域包括支援センターの担当者も出席して事例検討・情報交換を行っています。さらにケアスタッフも、自分が担当している認知症の人のBPSDなどに関連する議論の時には出席して、事例の発表なども行っています。

このようなことから、この研究会も少しずつ「認知症の診断と治療」から、介護事業や地域サービスと認知症の人の症状改善の関係など、トライアングル支援の研究へ内容が広がってきました。これによって、これまでは診断と治療のノウハウを学びに参加していた医師にも認知症の人に関わっている介護職の役割、仕事内容、動きかけなどが具体的にわかるようになって、介護・ケアによる改善効果についての報告にも興味を持っていただけるようになったのではないかと思います。

このように、地域の担当者や介護の専門スタッフも、可能であれば医療サイドの研究会などに参加して、地域の中で医療と介護がチームとなって認知症の人の支援に関わっていける土壌を養っていくことはとても大切です。

医療と介護の連携は、医師の適切な治療とトライアングル支援での要としての役割が第一に必要になります。この点でも「もの忘れ外来」を行っている医師が主導して、その重要性をほかの医師たちに伝える、あるいは介護職や地域の担当者への支援につなげることが、とても大事になってくると思われます。

⊙認知症サポーターの養成

昔の地域社会なら、「あそこのおじいちゃん痴呆らしい」ということは、近隣住民が普通に知っていることで、外で一人で歩いている姿を見かければ「どちらまで?」と声を掛けて、心配なら家まで連れてきてくれるというのが当たり前でした。

しかし、近所付き合いがほとんどなくなっている現在、地域にそのような「おせっかいなお隣さん」はいなくなりました。そこで施策として、認知症の人たちを地域でサポートするために、「認知症サポーター」を養成しています。当法人介護事業所も積極的に某団地自治会と一緒に認知症サポーター養成講座を開催しています。

特に団地では認知症の人のトラブルが頻繁に発生しています。同じようなドアが並んでいる団地でご自身の部屋を特定することができず、全階のドアのチャイムを鳴らし歩き続けて怒鳴られている認知症の人や、他人の部屋に上がり込み、澄ました顔をしてこたつに座っていたりする人もいます。毎日のように行方不明になっている認知症の人を探す防災無線の声。温かく見守って支え合える地域づくりが緊急の課題になっているのです。

認知症サポーターは、認知症について正しく理解し、認知症の人や家族を温かく見守り支援する、地域の応援隊です。平成28年9月末現在で、全国に約８０５万人の認知症サポーターが誕生しています。

認知症サポーターになるためには、ＮＰＯ法人「地域ケア政策ネットワーク」の「認知症サポーターキャラバン」が実施している「認知症サポーター養成講座」を受講・修了することが必要です。養成講座は、地域や職域団体等で、住民講座、ミニ学習会として開催されています。

認知症サポーターに求められることとしては、以下の5点があげられています。

①認知症に対して正しく理解し、偏見を持たない。
②認知症の人や家族に対して温かい目で見守る。
③近隣の認知症の人や家族に対して、自分なりにできる簡単なことから実践する。
④地域でできることを探し、相互扶助・協力・連携、ネットワークをつくる。
⑤町づくりを担う地域のリーダーとして活躍する。

認知症の人も積極的に地域でボランティアを

介護と地域・家族が行うサポートは、認知症の人に医療・介護サービスを提供したり、地域で見守ったりすることだけではありません。

人は必ず地域や社会で、その人なりの役割を担っています。それは認知症の進行により、少しずつ難しくなりますが、認知症になったとたんにその能力をすべてなくしてしまうわけではありません。

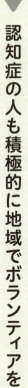

⊙認知症の人も人生の豊かな経験者

高齢者は人生の豊かな経験者で、いろいろな技能や職業・家事におけるベテランでもあります。その能力を発揮する場は、認知症になった時に「危ないからダメ」と言われて取り上げられてしまうことが多く、それが病気の進行を早めてしまうことにつながることが多いのです。

介護事業所や地域・家族は、認知症の人に医療・介護サービスを提供する一方で、認知症の人が持っている能力をできるだけ発揮してもらい、地域に貢献していただくことも考える必要があります。前にも述べたように、家庭内で認知症の人の仕事・家事等の役割を取り上げないということと同じように、積極的に地域で役割を持ち、貢献することを勧める必要があると考えています。

⦿認知症の人が地域に貢献する

従来の介護事業所のサービスは、音楽などの専門職の方や住民の方にボランティアとして施設に来ていただいて、利用者に観賞してもらう、あるいは一緒に楽しむ、というものでした。参加型のイベントは「受け身」であることから脱却しきれません。

認知症の人がやりたいこと、できることを丁寧に拾い出し、それを介護事業所で実現することや、逆に認知症の人がボランティアとして地域社会に出て貢献することもできるのです。

元保母さんの認知症の女性は、かつて何十年も子どもたちに紙芝居の読み聞かせをしていました。アドリブも入りとても上手なのです。認知症で記憶の障害はありますが、感情を込めて物語を読み、聞かせる能力は少しも衰えていませんでした。

そこで、図書館や小学校で子どもたちに読み聞かせのボランティアを始めたのです。

もちろん、本人も乗り気で小学校に行きます。小学校に着くと「あら、私は何しにここに来たんだっけ」と言いますが、子どもたちの前に出て行って座ると、颯爽と朗読を始めるのです。その場になると現役の自分に立ち戻ったかのごとく活き活きとされるのです。

子どもたちはお話の世界へ連れて行かれ、それぞれの想像の中で物語を描いているようでし

認知症の人自身も地域に貢献しよう

寺田　慎（小規模多機能『えがお』）

● 利用者が図書館で紙芝居の読み聞かせ

利子さんは長年保母さんをしていました。現在79歳、アルツハイマー型認知症で要介護３。要介護２のご主人と二人で暮らしています。糖尿病もあり、毎日２回の血糖値測定は欠かせません。一時は骨折による入院時に不穏状態が続き、１週間で退院を迫られ、施設入所を検討しましたが、小規模多機能居宅介護で退院後の臨時宿泊を活用しながら在宅復帰を果たすことができました。

幸子さんも元保育園長さんで利子さんとは元同僚です。現在80歳。アルツハイマー型認知症で要介護３。息子さんと二人暮らしです。地域包括支援センター経由で当事業所の日中の通いと訪問を活用しながら在宅生活を継続しています。

当事業所では、2016年の冬・春休みの期間に小学生たちと多世代交流を実施し、利子さんと幸子さんの紙芝居の読み聞かせをプレゼントしました。その出来栄えが素晴らしく、各コンサートでも朗読という形で発表してきました。その力を継続的に生かせないかと二人に相談し、「地域の子どもたちのために何かを読むくらいのことはできると思う」との言葉から、市立図書館と相談し、二人の読み聞かせボランティアが誕生しました。

このチャレンジを皮切りに、小学校にもボランティアとして登録しました。認知症になっても今まで培ってきた人生の経験・能力を発揮し、認知症の人自身が地域で活躍し続けることができるような地域社会をつくるお手伝いをしていきたいと思います。

た。テレビや映画という視覚によってストーリーを得ることに慣れている子どもたちも、お話を聞くことで物語に引き込まれていく素晴らしさを体験できました。それは貴重な体験で、学校や図書館からも喜ばれました。

別の若年性認知症の人は、近隣の農家と連携して草取りや収穫のお手伝いをさせていただいています。若年性認知症の方の体力はまだ十分ありますから、農作業でも即戦力になるのです。農家の方からも感謝され、収穫物の一部をいただいて帰ってきます。

地域に貢献し人に喜ばれるというのは嬉しいものです。もちろん認知症の人の容態や病気の進行を見て、本人が望む役割でなければいけませんが、そのような、人として当たり前の喜びを認知症の人も得ていくことは、地域で普通に暮らすためにもとても大切なのです。

⦿おれんじカフェ（認知症カフェ）

これまでは、家族が認知症の診断を受けると、そのことを近隣に隠したり、認知症の人が他人の目に触れないように配慮したり、ということが行われていることがあります。その結果として、地域住民の認知症の理解が遅れてきたという面はあると思います。

認知症の人が社会に参加する機会が少なくなっていくことは、地域住民が認知症という病気について考える機会も少なくなってしまうということです。

認知症の人の「働く」を支援

初期認知症対応型通所介護事業所『和顔施』　曽根綾子・高田あかね

2016年から、地元の農家さんと和顔施との交流が始まりました。初めは、農家さんから野菜を少しわけていただき、和顔施の庭で販売するところから始まりました。葉玉ねぎという柔らかくて甘味のある玉ねぎを週1～2回届けていただき、それを利用者さんが紐で束ねて仕分けしました。「これで100円は安い！」「これなら買いたいね」などと女性たちを中心に、主婦の経験を生かして野菜の値段もみなさんで決めました。

販売ではおしゃべりの得意な方がお客さんの呼び込みやお金のやり取りをしたり、字を書くことが得意な方が売り上げの記録をするなど、担当を決めました。その日の分が完売した瞬間はみんなで喜びました。

最近では、農家さんの畑の草刈りや野菜の手入れなどの手伝いをさせていただいています。畑の経験がある高齢者の方は鎌を使うのがとてもお上手です。「虫が苦手なのよ」とおっしゃっていた若年性認知症の女性も、作業が始まると職員が声をかけるまで集中しています。

農家の素敵なおっ母さんともすっかり顔なじみになり、お茶を飲みながら一緒にお話をしたり、ブロッコリーの間引きのお手伝いをしたりしています。優しい農家のおっ母さんが「これ持っていってね」とおっしゃってくださり、キュウリやナスなど新鮮な野菜の他、珍しい八重のひまわり、ほおずきなど季節の植物をわけてもらっています。きれいなお花は和顔施で絵を描く方たちの素敵な題材となっています。

また、直接畑に関わらない方でも手芸の得意な女性は、おっ母さんのアームカバーをつくってくださるなど、みんなで活動を支え合っています。今は草刈りや木の剪定を中心に行っていますが、今後は農家さんに教わり、野菜の収穫などの作業ができるようになればいいなと考えています。地域のためになる活動として楽しみながら継続していけたらいいと思います。

「おれんじカフェ（認知症カフェ）」は、認知症の人や家族が集まり、また地域住民も参加して世間話や井戸端会議ができる場として誕生した、認知症の人との交流の場です。気軽にのぞいてお茶やお菓子を食べながら長居ができ、なつかしの歌を歌い、歌声喫茶さながらです。違うところは、介護職や医療職の人たち、役所の人、認知症サポーター、民生委員なども参加しているところです。

そうした中で「おれんじカフェ」に参加した地域住民の皆さんは、認知症の人が決して特別な人ではないことを理解し、認知症の問題と地域で支援していくことの大切さを実感するでしょう。また、こうした「おれんじカフェ」の活動が地域包括支援センターや社会福祉協議会などの関係団体に伝わることで、地域の輪が大きくなり、支援のネットワークや連携強化にもつながっていきます。

認知症の人にとっては、「おれんじカフェ」の楽しい雰囲気の中で、地域の人々と触れ合うことが、安心して地域に出て普通に暮らしていく体験にもなります。また、楽しく笑い合うことで、心の中にある不安や恐怖が取り除かれるでしょう。それは認知症の症状の緩和や、病気自体の進行を遅らせることにもつながるでしょう。

介護家族にとっても、24時間介護を続けなければいけない認知症の人への意識を、ふと休めるよい機会になります。そして、そこに集まる地域住民、医療・介護の専門職の人たちから、いろいろな情報を得ることができ、心理的な負担を軽減したり、具体的な医療・介護の手助けになったりするでしょう。「おれんじカフェ」は、医療拒否や介護サービス拒否の認知症の人の外出機会としても期待できるでしょう。

⦿認知症の人自身が参画してプロデュースしていく

当法人では、初期認知症対応型デイサービス（和顔施）とグループホームで、それぞれ月１回、２時間程度の「おれんじカフェ」を運営しています。認知症の人は無料ですが、参加費は１００円から３００円程度です。

運営スタッフは、①認知症の人と家族の会、②グループホーム入居者の家族の会、③音楽関係ＮＰＯ法人、④当法人の介護スタッフ、⑤地域包括支援センター職員などが共同して運営しています。しかし私たちが大切に考えているのは「認知症の人の主体的な参加」です。どのようなカフェにしていきたいのかを、認知症の人自身が主役になって考えていくということを目指したいと思っています。

「おれんじカフェ」は、認知症の人が安心して楽しく過ごせる居場所を地域につくるために設置されていますが、居場所づくりだけがゴールではなく、住民の皆さんと交流し合い、認知症の人が地域で活動できる場所としても続けていくことが目標になると思われます。「おれんじカフェ」の運営をきっかけに、認知症の人自身が地域で主体的に活動できるように支援することが大切なのです。

⊙「もの忘れ外来」で早期発見した認知症の人を「カフェ」に

介護サービスというと、これまでは「介護家族の介護負担を代行・軽減させる」ということが主な目的とされてきました。

しかし、認知症ケアにおいては、医療と介護が両輪になって病気や症状を改善させ、進行を抑制するという意味でも、介護は重要な役割を担っています。

そして「おれんじカフェ」は、介護と地域・家族の連携によってできています。もし、「もの忘れ外来」で認知症が早期に発見された際、一般の介護サービスの参加には早いと思われる人も「おれんじカフェ」に紹介できれば、閉じこもりがちな初期の人にも受け入れられやすく、そこから介護サービスへつなぐ支援ができていきます。そしてそのことで治療の成果や症状の改善も期待されるのです。

地域立脚で行う初期救急対応
地域包括支援センターとの協働と「もの忘れ外来」・介護サービスの連携

◉「つなぐ支援」、認知症医療と介護の包括的システム

当法人は、平成12年5月にクリニックを開設しました。「もの忘れ外来」を始めたのがその3年後で、私（高杉）が相談員として参加したのが23年4月でした。その後、訪問看護ステーションも開設しています。現在、「もの忘れ外来」は毎週水曜日の午後と木曜日の午前、午後に行っています（完全予約診療）。

介護事業では、15年に「もの忘れ外来」のスタートとともに認知症対応型のグループホームを開設し、その後、18年に認知症対応型デイサービス（12名）、20年に小規模多機能型居宅介護事業所（12名）、21年に居宅介護支援事業所、さらに25年に初期認知症対応型デイサービスをスタートさせています。

いずれも「もの忘れ外来」から必要性を感じたことが事業所開設のきっかけであり、その発展が必要な介護事業所の整備につながってきました。

その間、地域包括支援センターなどの地域関係機関、あるいは家族会などとのつながりも広がり、認知症トライアングル支援の土台ができてきました。

このように、トライアングル支援を地域に浸透させながら活性化させ、実効力を高めるために必要なのが、地域に根ざした（地域立脚の）「つなぐ支援」です。

地域が医療につなげる、医療が介護と地域につなげる、その関係性が地域の町づくりにつながると考えています。三者がお互いに認知症の人を理解し、お互いに実効力を高め、影響を及ぼし合い、トライアングルのつなぎを太くしていくのです。

「つなぐ支援」は、認知症の人の人生にとっても重要です。認知症になったことによって、過去からずっと続いてきた自分自身の人生が途絶えてしまうのではなく、認知症になっても変わらず地域で普通にその人らしい生活につながっていくことが大切です。

⊙緊急の問題に迅速に対応

認知症の人の緊急問題の対応には、ＢＰＳＤが厳しくなって受診拒否をされ、家族が「もの忘れ外来」に連れてこられない期間が長い場合、「地域包括支援センター」に緊急相談として駆け込まれることも多くあります。その時も、まずは地域で「もの忘れ外来」を行っている医師が主体となって、積極的に関わっていかなければなりません。

地域包括支援センターからは、さまざまな認知症の人が紹介されます。特に緊急対応が必要な人では、医療はもちろん、緊急対応の介護サービスも必要になります。

地域包括支援センターの対応は、認知症の人の容態に応じて変わっていきます。一般財団法人長寿社会開発センターがまとめた「地域包括支援センター運営マニュアル」によると、相談者が抱えている問題の緊急レベルごとに、その内容と対応の基本は図のようになっています（次ページの上の図参照）。最も軽いレベル1の段階から、「もの忘れ外来」の受診に結びつくことがあります。レベル2、3についても同様です。

しかし最も緊急度の高いレベル4は、暴力などによって家族や近隣に危険が差し迫っている、あるいはご本人自身が危ない、今すぐ何とかしなければならないという状況です。したがって、きわめて迅速な対応が求められることになります。そして、その起点となり、総合支援の要となるのが「もの忘れ外来」で、地域包括支援センターの活動展開の下、密接に連携して、その人に合った地域に立脚した適切な支援を組むのです。

⦿緊急事態に求められる「初期集中支援の対応」

地域包括支援センターに緊急レベル4の連絡を入れるのは、近隣住民や民生委員など、家族以外の人が多くなります。家庭内で起こっている問題であれば、その前に対応が行われるため、そこまで差し迫った緊急事態になることは少ないとも言えます。

なぜ緊急レベル4までいくのかというと、家庭内にしっかりした支援者、介護者がいないか

緊急レベル別の相談内容と対応

緊急レベル	相談内容	対応
レベル 1	一般的な問い合わせ	一般的な情報提供
レベル 2	相談者の意思で主訴に対する対応が可能だと判断される相談	必要な情報提供、関係機関や団体等の紹介・つなぎ
レベル 3	専門的・継続的な関与が必要だと判断される相談	継続的な関与、訪問面接等
レベル 4	緊急対応が必要だと判断される相談	危機介入、事例ごとに対応できるチーム編成

（一般財団法人　長寿社会開発センター　「地域包括支援センター運営マニュアル」より抜粋）

当法人の危機介入初期対応（一人ひとりの支援）

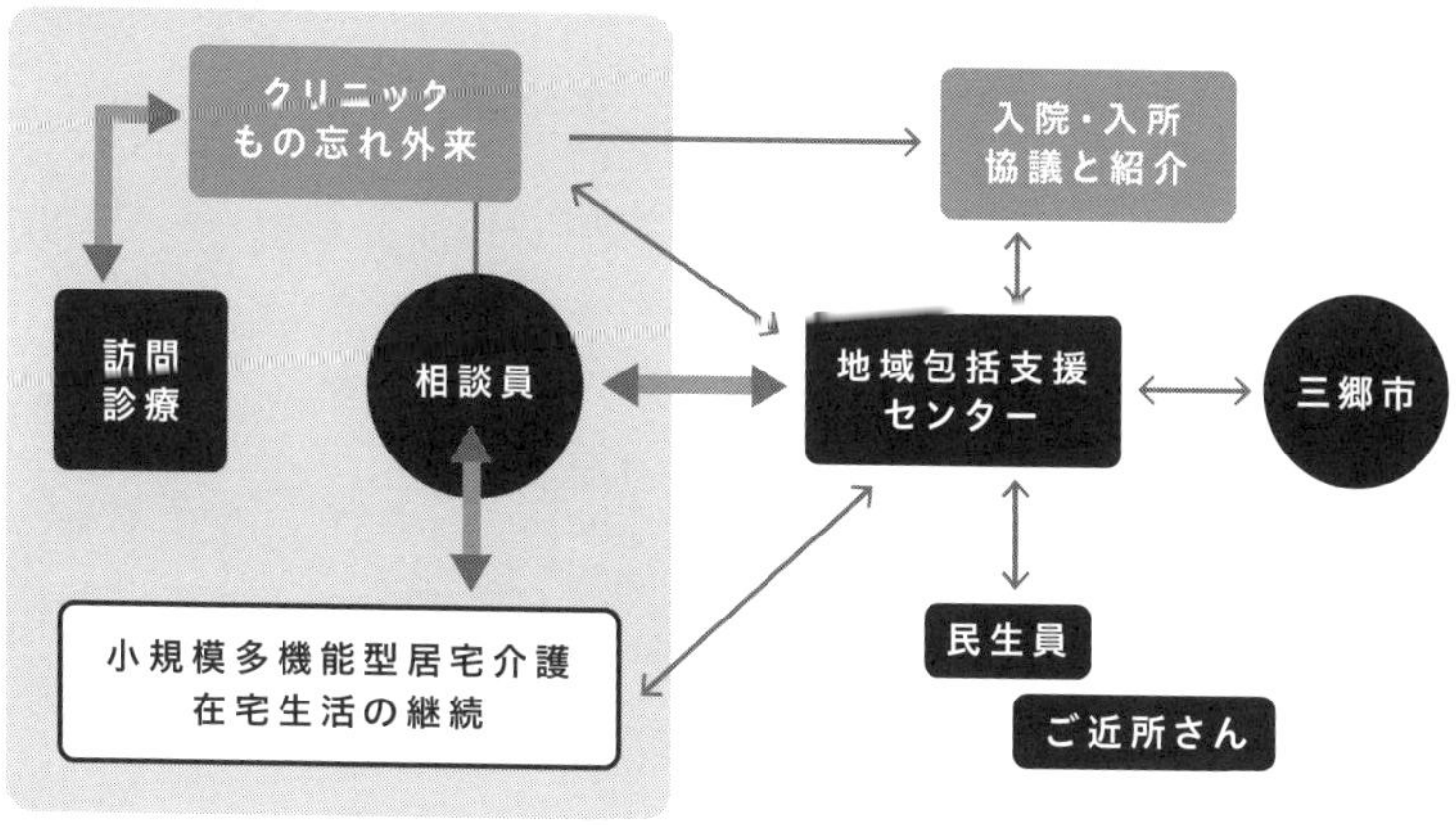

らです。介護しているご主人が高齢で体が不自由だったり（老老介護）、介護者も認知症だったり（認認介護）、介護者が精神疾患だったり、認知症の人が独り暮らしだったりという状況で認知症が進行していき、ＢＰＳＤが近隣に及んで緊急対応が必要な事態に至ってしまうのです。

このような場合にオレンジプランでは、市町村ごとに医師と専門職３名以上で設置される「認知症初期集中支援チーム」が速やかに稼働することによって、迅速・的確な危機介入を行っていくことを推奨しています。新オレンジプランにおいて「平成30年までにすべての市町村に初期集中支援チームを設置する」と目標が引き上げられていることからも、その重要性は強く認識されていることがわかります。ですから、全国の市町村も積極的に取り組んで、多くの自治体にチームが設置されてきています。

しかし、チームは設置できても、地域立脚型でないとなかなか現実的に機能できていないというケースがまだまだ少なくありません。たとえば、３６５日対応ができない、チームの医師が認知症の診療経験が十分でなく実際に対応することができない、緊急介護に対応できない……といったことなどから、実際的な動きにつながっていかない現実があると思われます。

◉医師が診断して、その後を手配する

「緊急レベル4」の相談の具体的な内容には以下のようなことがあります。

何日も自室に閉じこもりすべてを拒否、興奮して対応できない。自宅前道路に1日中立ち、車を止めて近所の玄関ベルを鳴らす。「金を盗まれた犯人は隣人だ」と行政や警察に電話を毎日する。自宅の庭に火をつけ、家の中に水をまく。天井から人が出てくると毎日何度も消防署に通報。緑虫が降ってきてかまれると徘徊。自宅内外排泄物だらけ。おむつだけで他人の家に上がり込んでいる……等々。

このような相談の多くは支援者がおらず、問題が近隣地域に波及していて早急な対応が必要になります。そこで地域包括支援センターは、第一に医療の面からの診断と対応を求めることになります。

地域包括支援センターでは、前著で紹介したように、大場医師に3日連続で緊急度の高い認知症の人の診察依頼をして、迅速にうまく対応できた経験があります。

認知症の人を診察に連れて来ることができれば、クリニックの外来で診ます。それができない場合には、大場医師が認知症の人の自宅に往診することになります。緊急ですから、もちろん「もの忘れ外来」の時間外でも対応しなければなりません。

診察の結果、療養継続困難で入院させたほうがよい、ということになれば、その日か翌日に

は認知症に対応できる病院と連携をとって入院治療を依頼します。その病院は、初期集中支援チームの概念モデルでいえば、都道府県や政令都市によって指定された「認知症疾患医療センター」です。認知症疾患医療センターは、平成20年度から全国に150か所設置を目標として整備されていて、現在ではほとんどの都道府県に設置されています。

また、薬物療法や介護事業所によるケアによって在宅でも療養が可能という診断になることもあります。ただし、たとえ薬の処方はできても一人で正しく服用できない状況ですから、すぐにでも適切な介護サービスが必要になります。要介護認定を申請して介護支援専門員に依頼してという時間はありません。

暫定的に訪問介護サービスを行う、可能ならショートステイを提供するといったことを、認知症の人の容態から迅速に判断して、ケアにつないでいきます。

このように緊急保護が必要な状況の際には、容態に応じた迅速な介護サービス、訪問・ショートステイが利用でき、そのサービスの利用が介護支援専門員のもとで展開できる点で、小規模多機能型居宅介護事業所はとてもいいのです。ただし迅速に対応できる介護事業所はまだまだ少ないのが現状です。

⦿関係者会議でトライアングル支援を継続していく

緊急対応をすませたあとは、認知症の人に対する地域と介護と医療の支援者と、それぞれの役割をはっきりさせて、トライアングル支援をチームで継続させていくことが重要になっていきます。

在宅や施設での療養が可能となった場合は、できるだけ早く「関係者会議」を開催します。メンバーは、認知症の人によって異なります。大場医師のほかに、地域包括支援センターへ連絡をしたお隣さん、民生委員、介護支援専門員、介護事業所、あるいは市民ボランティアなど、その認知症の人を支援できる人が集まって、支援のための会議を開きます。これも、「もの忘れ外来」から地域包括支援センターへ働きかけます。

特にスタートの時点では、そのような依頼が不可欠です。その役割は、やはり医師が適任です。しかし地域外にある認知症疾患医療センターの専門医にはできません。それができるのは、「もの忘れ外来」を行っているかかりつけ医しかいないのです。

クリニックの医師が「もの忘れ外来」をスタートして経験を積むことが、今後たくさんの認知症の人を救っていくことにつながるのは間違いありません。

「もの忘れ外来」と介護事業所の連携で、拒否から通所へ

できること・能力を活かしたプログラムで通所に導入できたA子さん

曽根綾子・根岸美穂・俣野厚美

Ａ子さんの発症は64歳頃で現在69歳。若年性アルツハイマー型認知症で要介護１。HDS-R は５点です。

子どもが小さい時は自宅で内職、その後働きに出ました。パートを掛け持ちしていた時もあります。長年鉄鋼所で責任者を務め、定年後も続けてほしいと言われましたが、その頃からもの忘れが出始めていたこともあり退職。友人から言動がおかしいと指摘され、もの忘れ外来を受診。ご主人と同居。近くに長女が住んでおり、週末は長女と一緒に台所に立っています。

● 通所介護までの経過

もの忘れ外来の相談員より、直近の HDS-R は６点。引きこもりが数年続いているので外出の機会をつくりたいとのこと。地域包括支援センターに相談したが、虐待の事例ではないということで断られた。そこで和顔施に相談。ご本人は認知症を受け入れず、大丈夫と思っているのでデイサービスには行かない。介護認定も拒否している。もの忘れ外来の相談員から、ボランティアとして受け入れてほしいと依頼を受けた。

もの忘れ外来受診後、長女と和顔施に見学に来られた。ご本人からは「何でもやる」と意欲的な発言があったが、具体的なことは出てこなかった。台所での作業が多い火曜日を提案し、午後１時～４時から始めてみた。ご主人に送迎していただき、体験通所として受け入れた。

● **お試し利用（ボランティア）**

・ご家族が帰った後、何度か「もう帰らなくちゃ」と発言があったが、「4時に迎えにきてくれますよ」と説明すると納得されている。もの忘れ外来の相談員がたびたび様子を見にきてくれると安心されていた。

・食器洗いは最初手で洗っていたが、今はスポンジや洗剤を使っている。

・ばらばらになっていた歌詞カードを同じ曲ごとに分けてもらったところ、最後は一人で完成させた。ご主人からは、「和顔施に行くようになってから週末は娘と台所に立ったり、率先して洗い物をするようになった」との報告。

● **3か月後、通所介護の利用が開始できるようになる**

自宅で引きこもりの状態が続いていたということで、まずは外に出るきっかけをつくるため、通所開始の当初は「ボランティア」という名目で体験に来ていただいた。ご自身の中での「働いている」という感覚を大切にしながら、少しずつ職員や他の利用者様と顔なじみになることができた。初めは、不安から「帰ります」という発言もあったが、ご本人が安心できる声掛けを職員が統一して行い、その結果、みなさんと一緒に過ごすことができた。顔なじみの利用者様と一緒に畑作業に集中できていたので、仕事や役割があり、自分の居場所があることが安心につながったと思う。一人ひとりのプログラム展開を考えるとき、その方の今の能力や興味を見極めるということを大切にしている。

A子さんはご利用開始から約半年が経ち、最近では調理や裁縫など、できることが広がってきています。不安な部分は見守りと声掛けを行い、認知症の人の自立という視点から、ご本人自身の力でできるように見本を示したり、作業の流れを表示するなどの支援の工夫・展開をしています。

経験談

宮本洋二医師・みさと健和団地診療所

■団地診療所のプロフィール

私は和歌山で内科医として勤務していましたが、2010年の秋に埼玉県三郷市に移りました。こちらで病院・クリニック・介護事業所などを展開している医療法人「健和会」に就職、「みさと健和団地診療所」の所長として勤務を始めました。

私がこちらに来た頃、団地診療所では建て替えの計画が進行中で、私自身もそこに参画することになりました。そして、新しい建物は診療機能のほかに介護事業所や訪問看護ステーションおよび診療所を支える地域住民の基盤となる組織（友の会）の拠点も併設するものにしたい、医療と介護が連携して機能できる拠点にしたい、という議論が進められていったのです。

こうして2013年5月、3階建ての「新みさと共同会館」が新しく建てられました。1階には団地診療所のほかにケアプランを行う居宅介護支援事業所および友の会事務所が入り、2階には看護小規模多機能型居宅介護事業所（「まいほーむ」）や認知症デイサービスの事業所（「のどか」）、さらに訪問看護ステーションが設置されました。3階には管理スペースと会議や講演・友の会の活動等に使えるフリースペースがつくられました。

私たちは建て替えの計画段階の頃から、地域で増えている認知症の人に総合的に対応する必要に迫られていました。しかし私自身もスタッフも認知症治療の経験はほとんどありません。そこで、すぐ近くにある良いお手本を見習おうと、大場先生のクリニックやデイサービスなどを見学させていただくなど勉強を進めていきました。

■移転をきっかけに内々でスタート

団地診療所の新みさと共同会館への移転とともに、内々で月2回（隔週月曜日の午後）の「もの忘れ外来」がスタートしました（2013年4月）。

「内々で」というのは、まだ経験も乏しく、またわずか月2回の外来さえ確実に行えないという事情もあったからです。「もの忘れ外来」を行っていることは看板には掲げず、一般外来からの患者さん、あるいは隣の居宅介護支援事業所にいるケアマネージャー、2階の介護事業所などからの紹介で認知症の人を診ていこう、ということになったわけです。

準備不足ではありましたが、とにもかくにもスタートして、走りながら体制を整えていくというスタンスで始めたのです。

かかりつけ医が行っていく認知症支援というのは理屈ではなく、いかに個々の現実に対応していくかが大切です。スタート前の準備ばかり考えていたら、いつまでたっても始まらないのではないかと思います。

当診療所に「もの忘れ外来」があることは公表はしていませんが、特に隠れて行っているわけではありません。三郷市の医療・介護の関係各方面でそれは周知の事実になっています。実際、地域包括支援センターやほかの介護事業所などから認知症の人の紹介を受けることもあります。

■「もの忘れ外来」の実際

隔週月曜日に行っている「もの忘れ外来」は、基本的に予約制で、初診の方は30分の時間を取っています。最初に看護師が問診、さらに長谷川式スケールなど検査を実施して、そのあとで診察となります。

具体的には、内科的な診察中に患者さんと会話をしながら、ある程度の判断をしていきます。そのあとで採血や胸のレントゲン撮影などを行い、脳検査の予約を入れて、初回の診察は終わるという感じになります。

このように見ると、一般外来とそう変わらないと思いますが、一般外来の中でこれを実施していくのはとても困難だと思います。一定の時間が必然的にかかるので、やはり「もの忘れ外来」として枠を設けることは不可欠であると考えます。

■1年目の統計(資料)

当診療所の「もの忘れ外来」はスタートして4年目を迎えていますが、最初の1年目が終わった段階で簡単な統計を取ったのでご紹介しましょう。２０１３年４月15日から２０１４年５月19日までの統計です。

この間、のべ外来回数は21回、月平均では１・６回となりました。外来で診た実数は30名（男性12名、女性18名）、のべで80名、１回の外来で診た数は平均で３・８人でした。最も多かった日は８名、少なかった日は１名でした。

月曜日は「ハッピーマンデー」で休みになることが多く、実質的に月に２回もできていないわけです。今後は、もう少し「もの忘れ外来」の診療単位を増やし、診る数も増やし、大場先生のおっしゃっているトライアングル支援の仕組みにしっかり組み込んでいければいいなあと考えています。少なくとも週に１回（１単位）にはしていかなければいけないと思ってはおりますが、医師体制の問題等でなかなか実現できずにおります。

■苦労したこと、良かったこと、喜びなど

ここまで大場先生をお手本に「もの忘れ外来」を行ってきて感じているのは、やはり一般外来の内科で糖尿病や高血圧などで診ているお年寄りが認知症にもなっていく、ということの現実です。言い換えれば、認知症ではないかと「もの忘れ外来」に来る患者さんは、たいていほかに継続して治療している生活習慣病を持っている、ということです。

高齢者を診ていくことが不可欠なクリニックの医師にとっては、糖尿病、高血圧、脂質異常

症あるいは循環器や呼吸器系疾患等、全身の身体状況を診ていかなければならないのは当然なのですが、そこで認知症だけは診ないというのはやはり不自然だと思います。

患者さんの持病を管理しながら、認知症も当然のように診ていくというのが、私はかかりつけ医の正しい姿かなとあらためて感じています。認知症でも早期発見・早期対応の重要性は叫ばれているわけで、かかりつけ医はそこで大きな貢献ができるはずのもので、そこにやりがいがあるのかなと考えます。

今後も日々勉強に追われるわけですが、私自身は三郷市に移って良いきっかけに恵まれ、かかりつけ医として糖尿病や高血圧と同様、認知症もコモンディジーズとして診ていく姿勢が培われて良かったと感じています。

福岡県大牟田市で始まった、「徘徊」という言葉を使わない取り組み

福岡県大牟田市は、認知症の人を地域ぐるみで見守る「徘徊ＳＯＳネットワーク模擬訓練」を全国に先駆けて実施してきました。その成果に日本全国の地域が注目し、各地で同様の模擬訓練が行われるようになっています。

その先駆者である大牟田市では、２０１５年7月から「徘徊」という言葉の使用をやめ、訓練の名称を「認知症ＳＯＳネットワーク模擬訓練」に変更しました。「徘徊」という言葉が認知症の人への誤解や偏見につながる、という判断からです。

かつて炭鉱の町として栄えた大牟田市は、いま「人にやさしい町づくり」に取り組んでいることでも有名です。約12万人の人口のうちの約4万人が高齢者で、高齢化率は34・7％にのぼります（平成28年10月1日現在）。これは全国の10万人以上の都市の中で第3位となる数字です。そのような町で、認知症の人にやさしい町づくりのプロジェクトも継続して行われてきているのです。

平成28年9月に行われた「第8回全日本民医連認知症懇話会イン京都」の演題では、大牟田市にある「介護老人保健施設くろさき苑」の宮田真由美さんから、模擬訓練から「徘徊」の言葉をはずして改称した経緯、また「徘徊」という言葉を使わないようにする取り組みの意味などについて、報告がありました。素晴らしい発表でしたので、以下に概略を宮田さんにレポートしていただきます。

認知症SOSネットワーク模擬訓練

～「徘徊」の言葉を使わない大牟田の取り組み～

介護老人保健施設・くろさき苑
宮田真由美

⦿大場先生の言葉に触発されて

大牟田市は人に優しいまち、認知症をきっかけにまちづくりを進めようと、認知症になっても安心して暮らせるまちを目指していろいろな取り組みを行っています。私も市の認知症ライフサポート研究会運営委員として、自法人と協力しながら関わっています。

平成16年度から始まった「徘徊SOSネットワーク模擬訓練」ですが、「徘徊」という言葉に違和感があり、また当事者からも「徘徊ではないんだ」という言葉が聞かれ、昨年度から徘徊を使わないことにしました。『いつでも元気』平成28年6月号の「認知症Q＆A」の記事に大場先生の「そもそも徘徊という言葉は適切でない、対応に疑問も感じている。大牟田の取り組みを全国的に普及したい」という文章を読んで、このたび啓発活動の一端として全国に発信しようと思い立った次第です。

⦿名称変更の試み

平成26年10月、わが国初の認知症当事者団体が発足し、認知症の人の人権を守る活動が始まりました。大牟田でも当事者が「なんで徘徊と言うのだろう？　自分たちはあてもなくさまよい歩いているのではない。徘徊じゃないんだ」と声が上がりました。

徘徊は多くの場合、本人にとって目的や意味のある行動です。こうした認知症の当事者の人権を尊重したい、そしてまた認知症になってもなんとか自分らしい暮らしを続けていこうと努力されている姿を大切にして、安心して外出できるように見守り、支援していく必要があると考えて、連絡会議、全体集会などで地域の皆さんと意見交換を行いました。

その結果、一部で「徘徊というのは偏見で言っているつもりはない、この名称で模擬訓練がせっかく地域で浸透してきたのに」という意見も聞かれましたが、変更後の名称が議論になった程度で、おおむね理解が進み、名称を変更することができました。

⦿認知症になっても安心できるまちへ

平成27年から徘徊という言葉を外し、「認知症ＳＯＳネットワーク模擬訓練」という名称に変更しました。そこでは日ごろからの地域の見守り・声かけと、いざという時のセーフティネットワークの両方が必要です。認知症の人を見守り支える地域の力が高まってきた大牟田では、当事者の人権を尊重し、安心して生活できるまちづくりへ一歩前進できました。今年は、セーフティネットの一つとしてビーコン（ＩＣＴ）を使った実証実験も訓練の際に行いました。

「認知症でも安心して外出できるまち」にしていくためには、以下の５点が必要になってくると思われます。

①世代を超えた地域住民の認知症の理解が広まり、見守りのネットワークができている
②行政が明確なビジョンを持ち続け、アクションプランとして実践している
③核となる人材が育成され、地域の拠点に配置されている
④医療と介護が連携し、早期診断、予防、早期支援のしくみができている
⑤当事者に学び、当事者と共に築くまちづくりが実践されている

この間、全国の自治体等から114自治体、少なくとも約3000人（うち模擬訓練1056人）が大牟田へ視察に訪れ、その結果、おおよそ213自治体・地域で実施され、模擬訓練は全国へ広がっていきました。

「まちがって声かけても、笑い合えるまちがいい！」
「認知症、知っててあたりまえのまちをつくろう！」

そんなスローガンで、今後もさまざまな取り組みを継続し、自法人、地域、大牟田市内はもちろん、全国にその意義・成果を発信していきたいと思います。

終　章

かかりつけ医の「もの忘れ外来」——時代が求める「課題」と成功させる「極意」について

大場敏明

いま求められる課題　早期発見・早期対応、「認知症予防」、地域「包括ケアシステム」の構築

⊙ＭＣＩで早期発見することが理想

多くの認知症は脳の障害が進行していく病気です。発症したら、ほとんどのケースで進行の抑制はできても根治は難しいと言われていますので、予防の重要性が叫ばれています。かかりつけ医による「もの忘れ外来」の意義・課題の一つがここにあります。

認知症の発症は生活習慣と関係が深く、高血圧・糖尿病・脂質異常症や心臓病などの生活習慣病の発症・進行に関与する生活習慣と同じであると考えられます。

運動・食事・喫煙・飲酒など生活習慣の是正が、生活習慣病とともに、認知症の発症と進行を予防できると期待されているのです。

ＡＤは、発症する10～20年も前から病気が始まっていると言われています。その長い日常生活の期間に生活習慣を改善することができていれば、発症が防げるかもしれないし、あるいは遅らせることができるかもしれないのです。

また、早めの受診によって認知症予備軍ともいえるＭＣＩ（軽度認知機能障害）の診断が可能になれば、その段階での対策が考えられるでしょう。生活習慣に注意し、家族や地域の諸関

係にも配慮することができます。適応疾患があれば、循環改善薬や血栓予防薬などの薬物療法も必要でしょう。

ＭＣＩの段階で対策を行えば、ＡＤへの移行患者を減らせることが期待できます。

⊙一般外来での認知症早期発見

かかりつけ医による「もの忘れ外来」は、大病院の専門外来としての「もの忘れ外来」に比べて敷居が低く、ご本人や家族にとって気軽に受診につながる存在であることは、第1章でも触れた通りです。それは、いま述べた認知症の早期発見・早期対応にも大きく寄与することでしょう。

また、医師としても「もの忘れ外来」に取り組むことによって、一般外来での認知症対応への意識づけが高まります。「糖尿病、高血圧や脂質症の患者さんは、将来認知症になる可能性が高い」、そのような目で一般外来に通っている患者さんを診ていくことによって、早期発見の役割を強めていけるでしょう。

最近になって地方自治体による高齢者への認知症検診の試みが始まっています。それも多くのかかりつけ医・町医者が「もの忘れ外来」を行っていて、地域の認知症問題に積極的に取り組んでいてこそ、効果が高まると思います。

認知症検診に全国でいち早く取り組んでいる埼玉県草加市は、「認知症の早期発見、早期治療につなげることを目的とした認知症検診を実施しています。医療機関に備え付けてある『脳の健康度チェック票』に記入し、その内容をもとに医師の診察を受けます」と市のＨＰで知らせています。

⦿地域ごとの「包括ケアシステム」構築を

これまでは地域包括支援センターが、自治体指定で認知症などの問題解決に取り組んできました。今後はその上に、「地域包括ケアシステム」をそれぞれの地域で取り組むことが求められています。しかし、それがシステムの「形づくり」にとどまらず、有効に機能するためには、個別事例ごと、また地域ごとの個別性あるシステム形成が重要なのです。

医療・介護状況、地域のつながりなどは地域ごとに異なります。その地域の特性に合致した、地域に根差したシステムづくりと展開が重要で、私はそれを「地域立脚型」と呼んでいます。

このような医療・介護・地域が連携したケアシステムが、中学校圏ごとに構築されていくことが必要になってきているのです。

今後は地域住民が、もっと認知症という病気やその問題に適切な知識をしっかりと持ち、地域づくりにも関心を持って積極的に関わっていくようになってほしいものです。地方自治体はそのための啓発活動に力を入れていますし、「認知症サポーターキャラバン事業」による「認知症サポーター養成講座」も盛んに行われています。現在までに、８０５万人（平成28年9月末現在）のサポーターが養成されていますが、これは、世界的にも最先端の取り組みと思われます。

「認知症サポーターは、認知症について正しく理解し、認知症の人や家族を温かく見守り、支援する応援者です。認知症サポーター養成講座は、地域住民、金融機関やスーパーマーケットの従業員、小・中・高等学校の生徒などさまざまな方に受講いただいております」（厚労省ＨＰより）。

このような地域ごとの動きに、かかりつけ医も積極的に関わっていく必要があります。外来や地域での話し合いそして講演など、機会があるごとに「認知症への地域住民の関わりの重要性」について啓発していくことが大切です。

⦿医師への啓発、医師自身の勉強も重要

認知症に関心を持ち、積極的に関わっていく姿勢は、地域包括ケア時代、かかりつけ医にこそ重要です。

従来は、認知症を疑うと専門医や精神科医等に紹介していたかかりつけ医が多かったのでは

ないでしょうか。医師の側にも「もうお年寄りなのだからしょうがない」「認知症は治らないのだから町医者に対処の余地はない」といった潜在意識が少なからずあったからだと思います。

しかし本書で述べてきたように、認知症急増時代、医師はやはり認知症の問題を解決するための地域での「要」でなければいけないと思います。すぐにそうはなれないとしても、認知症という地域・生活に深い関わりのある疾患について基本的な知識は心得ておくべきでしょう。

厚生労働省の主導で策定され発表された認知症施策推進総合戦略（新オレンジプラン）では、かかりつけ医の認知症対応力向上のための研修受講者数（累計）の目標が5万人から6万人に引き上げられました。また、認知症サポート医養成研修の受講者数（累計）の目標も4000人から5000人に引き上げられました。さらに、認知症初期集中支援チームの設置についても、新オレンジプランでは「2018年度からはすべての市町村で実施すること」を目標として掲げています。

認知症は、日本全国すべての地域の重要問題になってきているのです。しかし認知症の問題というのは、昔の日本のように地域の仕組みや隣近所の付き合いが機能していれば、医療・ケアの問題に限定されたかもしれません。地域での当たり前の支えあいで解決して、認知症であっても「ともに暮らせる社会」に進化できたかもしれません。

しかし、今の日本は、地域社会の〝支えあい機能〟が脆弱化しており、地域がやるべきことがたくさんあるのです。その中で、重要な支え役、相談役、そしてともに生活する地域づくりの一つの中心となるのが町医者・かかりつけ医であると私は考えてきました。平成15年に「もの忘れ外来」をスタートしたのも、その考えからです。

認知症問題に危機感を持っている国も、かかりつけ医に大きな期待を寄せています。それは、町医者が地域の人々の相談役にもなれる条件を持っているからです。地域に根ざしたかかりつけ医は、専門医にはできない役割を多々担っており、認知症医療でも大きな役割を果たし得るのです。

そうしたかかりつけ医の力は、認知症の問題を解決するための地域活性化にも大きく貢献することができるでしょう。今まさに、町医者・かかりつけ医の出番なのです。

かかりつけ医による「もの忘れ外来」の三つの前提と極意・5か条

◉前提1　標準レベルの認知症医療を学び、実践しよう

「もの忘れ外来」を始める大前提として、認知症の診断と治療、リハビリ等の知識は、標準レベルには到達しておきたいものです。全国各地で取り組まれている、「かかりつけ医認知症対応力向上研修」へはぜひ参加して、基礎知識を学んでおきましょう。そこで配布される「研修

テキスト」は包括的に良くまとめられており、とても参考になりますので、座右の書の一つになると思います。

さまざまな教科書的テキストは前著でも紹介しておりますが、その後も多くの参考書が発刊されています。特に、かかりつけ医の診療のために有用な二つの著書が発刊されましたので、これもお奨めです。(①『プライマリ・ケア医のための認知症診療入門』川畑信也・著 ②『かかりつけ医が認知症・MCIを診る』藤井直樹・著)

新しい知識を吸収するためにも、手元に揃えておきたいものです。

⊙前提2 画像検査・専門医療などの医療連携も重要

かかりつけ医の医療機関の多くは、CT、MRIなど画像診断装置は備えていません。しかし、認知症診断にとって、画像診断は必要不可欠です。しかもADの早期診断などには、できればMRI・VSRADが必要で、SPECT・MIBGシンチなども、確定診断に必要な場合があります。その装置(特にMRI)がある近くの病院と連携を密にして、医院からの電話で予約ができ、検査後は病院で画像診断専門医の診断結果を医院へ返送してもらい、その検査結果を、かかりつけ医が自院で説明するルーチン・システムを確立した方がよいでしょう。

また、かかりつけ医の力量では診断・治療に困難がある事例は、専門医・認知症疾患センターなどへ相談・紹介して、ベストの医療につなげる必要があります。積極的に連携していきましょう。

⦿前提3 真髄は、「その人らしい生活と人生を支える」ともに歩む医療の中心役

「もの忘れ外来」の前提3として、果たすべき役割の根本目標を明確にし続ける点です。何のために、何を目標として「もの忘れ外来」を設置し、継続していくのか、常時、意識して、追求していく診療態度が重要だと思います。

検査・診断の細部や、治療薬のさまざまな調整、ケアとの連携など、多岐にわたる課題が、次々と出てきますので、それらに追いまわされかねません。たとえばＲＰＳＤの治療に追われて、生活レベルの改善がおろそかになったり、生活障害の改善に目を奪われて、その人らしい人生が薄らいだり、などといったことが起きかねません。

その人らしい生活と人生を支え・ともに歩む医療の中心を担うのが、「もの忘れ外来」の神髄だと思います。

5か条の極意

◉第1条　ホッと安心する外来……低い敷居

まず大切なのは、認知症の人が「敬遠する外来」にならないように心を配ることです。認知症の人は自分は病気ではないと思っている場合が少なくありません。「ボケ扱いされてたまるか」という気持ちで診察室まで来ている可能性があります。その気持ちを汲んで、認知症の人に「ここへ来るとホッとする、安心できる」と思ってもらえるような外来にすることが必要です。

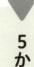

初診時に、認知症疑いの人が診察室に入ってきて医師と顔を合わせた時の雰囲気（〝空気〟）がフレンドリーでありたいものです。「あんたは病気だから診てやる」というような空気を少しでも醸し出していたらダメです。「困っていることがあるようなので、そのお話を聞かせてほしい」、「相談によくいらっしゃいましたね」という態度で迎えます。

受診を嫌がる方には「診察ではなく健康診断だよ」と言って連れてきてもらうのがよいと述べましたが、医師も同じように考えておくとよいでしょう。「もの忘れ外来」では医師と患者さんの関係以前に、まずは相談相手・話し相手となるスタンスではいかがでしょうか。

たとえば問診の中で、その方の名前の由来、生まれ故郷、好きなことや得意なこと、趣味、若い頃の仕事、など、「その人らしさ」につながることを尋ねてみるとよいでしょう。多少話しが脱線しても、親しく話していけば、受診者の気持ちも和らいでいくものです。さまざまな話題が見つかれば、親近感がずっと増していくでしょう。

どうしても初診時の診察時間は長くなってしまいます。あらかじめ余裕を持った予約診療にして、受診者本位でゆったりと進めることが大切です。

◎第2条　また受診したくなる外来……一生のお付き合いです

「もの忘れ外来」は、受診者の心身全体と生活状況を診るとともに、認知症の人の人生を最後まで支える、「ともに歩む」支援のスタートとする心構えでいたいものです。

私は、「もの忘れ外来」に来た認知症の人には、一生お付き合いするつもりで関係をつくる努力を始めます。受診者がまた受診したくなるような外来にして、継続して通院してもらえるように、意識していきましょう。

そのためには、ただ認知症の人に一般の診察と薬の処方をするだけではダメです。本人や家族の悩みに共感し、生活での問題を共有し、一緒に解決していく協力関係が重要で、生活と人生を支えるベストの対策を一緒に考えるということです。つまり介護事業所や行政などのサービスも視野に入れた総合的支援につなげること、くり返し強調してきたように、「もの忘れ外来」の医師がトライアングル支援の起点・要になる、ということなのです。

認知症の人やご家族が、薬をもらうためだけではなく「ともに歩む」協力関係を築いていくための通院でもあることを理解していただきたいものです。次の良い段階につなげ、そして人生を支え続けるための外来であり、過去を悔やむ外来ではなく、明るい未来につながる「未来志向の外来」を目指したいものです。

⊙第3条　家族が笑顔になる外来……家族を支え・ともに歩む

かかりつけ医による「もの忘れ外来」は、認知症の人とともに歩むと同時に、家族とともに歩む関係性をつくることもポイントの一つです。認知症の人とともに歩む、家族とともに歩む、そしてそれを統一して進める診療が大切です。

家族が困っている症状をなくしていくことは、「もの忘れ外来」の大きな目的の一つです。それは家族の信頼につながり、協力が得られる状況をつくります。したがって、家族が医療に何を求めているのか、ご本人の何に困っているのかを聞き出すことは当然重要です。

しかし、「もの忘れ外来」の主役はあくまで認知症の人です。本人を前に、家族に困っていることばかり聞いていたら、本人は気分を害するでしょう。認知症だからわからないと考えるのは大間違いで、人格を尊重した診療を心がけたいものです。

家族が笑顔になる外来を続けていくと、家族からの重要な協力が得られます。まず、認知症の人が家でどのような様子なのか、薬の効果はどうなのかといった情報がスムーズに得られます。

また、認知症診療では家族の「教育」も大切で、認知症の人との日々の接し方のアドバイスは積極的に行っていかなければなりません。

たとえば、家の中でご当人の役割を取り上げない、できることは大いに取り組んでもらう、家族で楽しむ場を意識的に増やす、ご当人が主人公の場をつくる、認知症だからとイライラしない、といったこと等です。

これは、説明は簡単ですが、認知症症状に悩んでいる家族には実行が難しい場合も少なくありません。しかし一方で、これらは家族にしかできないことですし、また家族だからこそできる認知症ケアの実践なのです。

家族が医師や相談員のアドバイスを家で実践してもらえると、認知症の人の状態が改善することは珍しくありません。それは家族のためにもなり、信頼はさらに強くなっていくでしょう。

その上で、介護している家族ご自身の健康問題や治療も一緒に対処できれば、さらにかかりつけ医による「もの忘れ外来」の価値が上がると思います（認知症の人を家においで、ご家族自身が通院することは結構大変で、一緒に診療してもらえれば助かるでしょう）。

◉第4条　ユーモアで笑いのある外来……スピリチュアルな関係も

認知症は、その後の人生、長いお付き合いの病気です。医師が深刻な顔をしても良いことは一つもありません。家族は心配ですし認知症の人も不安に思うのです。

そういう「もの忘れ外来」だからこそ、医師はつとめてしかし自然に、明るくユーモアのわかる先生をさり気なく演じることが必要です。そうしてこそ、心が通い合い、スピリチュアルな関係ともなり得る外来に近づけるかと思います（私は、よく「面白い先生なのでまた来ました」と言われることがあります。そう言われると、通じ合えたかなと嬉しくなります）。

そこは医師の個性にも関わってきますが、自然に冗談が出るようになれば家族もご当人も気持ちがすぐに和むはずです。私は「冗談が出れば上段の外来」と言っています。

「最近ボケちゃってしょうがない？　あなたのはオトボケじゃないの？（笑）」

「もう死んでしまいたい？　いやいや一度しかない人生、急ぐことはありません。すべての人に公平なのが、必ずお迎えが来るということです。その時を悠々と待ちましょう」

認知症の人を褒めることも大事です。何かご自分でも苦労したことや努力し続けたことなど、見つけ出して褒めるのです。かつての仕事、子育ての苦労をねぎらう、その人の人生や、家族も褒める。名前の由来を問うたり、親や故郷を尊びましょう。難しい名前なら珍しがる、同じ名字の有名人を褒めることでも気分は悪くないはずです。

そのような私の外来は、認知症の人や家族との掛け合い漫才のようだとも言われます。本当のボケとツッコミのようですが、私自身がボケ役を演じることもあります。

たとえば、同じことをわざと、もう一度言ったりすると、認知症が軽い方なら「あら先生、それさっき聞いたわよ」などと返してくれます。

あるいは血圧をわざと2回計ってみると、「ちょっと先生、さっき計ったよ」と言ってくれます。「ああ、そうだったかな。私も忘れっぽくなったかな」と言えばそれだけで場が和みます。私自身は内心「ああ、この人はまだそれほど進行していないんだな」ということもわかるのです。

そんなふうにして認知症の人と家族の心とのスピリチュアル（〝魂〟の通い合い）までつながることができれば、深刻な現実があっても、〝気持ちは前向きに、明るく楽しく〟ともに歩む認知症の医療とケアの「もの忘れ外来」にできるのではないでしょうか。

⦿第5条　ケア・地域につなげる外来……トライアングル支援の「要」役

そして最後は、「ケア・地域につなげる外来」の重要性です。

認知症治療や認知症の問題解決というのは、医療だけでは限界があり、ケアと地域（家族）の三つの方向から認知症の人を支える「トライアングル支援」が重要なのは、何度も強調してきました。それが、ご当人が慣れ親しんだ地域で自分らしく自立して生きていくための、必要条件の一つだとも思っています。

まず、医療が主な役割である「症状の改善」「病気の治療」のために、適切な診断と薬物治療を提供するとともに、ケアマネとよく相談して、適切な介護事業所のケアを積極的に利用する二人三脚の支援が重要です。ケアによって認知症の人の生活環境を良くすることは、時に薬以上の効果を発揮します。

また、ご本人自身が認知症になる前から関わっていた地域との関係や家族の中での役割も「取り上げない」ことが、認知症になっても自分らしく生きていくために大切な条件と言えます。認知症の人でも「できること」はたくさんあります。それを取り上げてしまうと、病気が進行してしまう危険性も出てくるのです。

ただし、介護事業サービスの利用も地域との関わりも、認知症の人にとって負担となってはいけません。あるご本人には適切な活動が、ほかの方には負担となってマイナスに働くこともあり得ます。まさに「十人十色」、〝お一人ずつ違う〟のです。それを見極めて、トライアングル支援の「要」役になるのが「もの忘れ外来」の医師の大切な役割でもあると考えます。

そのためには、医師が町づくりや地域づくりにも関心を持ち、住民とともに積極的に参加していく姿勢も求められると思います。認知症外来の医師である以前に、その地域の住民の一人として関わってほしいのです。難しく考えないで、ご近所活動・町内会活動を普通に楽しくできるように、皆さんと〝一緒に歩んでいく〟スタンスがよいのではないでしょうか。

まずは「もの忘れ外来」をレッツスタート。そして地域活動にも少しずつレッツトライ。

おわりに

　前著発刊から2年がたちます。「新オレンジプラン」が出され、日本の医療・介護史上初めて、認知症施策が国家戦略になってきました。しかし、介護保険をめぐる環境は変貌し、利用費負担増などでの困難状況が強まってきています。一方で、介護事業所などの建設ラッシュ等、過当競争状態の地域も出てくるなど、「矛盾と混乱」が渦巻く「介護地獄」的様相にもなりつつあります。

　さらに医療の現場では、認知症が急増し、医療供給体制が不十分なのが現状です。そこで、「もの忘れ外来」の拡大など、地域での認知症医療のすそ野を広げる「かかりつけ医」による奮闘こそが今まさに重要だと考え、新著を世に問うことにしました。

　本書の出版にあたり　共著者の高杉春代さん、寄稿いただいた谷口聡先生・松山公彦先生・宮本洋二先生・宮田真由美さん、公私ともに支えてくれた大場文江副院長に、心より感謝したいと思います。特に二度の校正と推薦の言葉をいただいた本間昭先生には、深く感謝申し上げるものです。

　また、出版に際して現代書林の鹿野青介さん、山井正行さん、平川潔さんのご尽力にも深謝いたします。

平成29年夏

大場　敏明

●巻末資料

問診票

初診日：平成　年　月　日
紹介者：

氏名：		生年月日	明/大/昭　年　月　日（　才）
住所：　　市		連絡先	自宅電話： 携帯電話：
介護認定	申請なし　・　非該当 要支援　1　2 要介護　1　2　3　4　5	介護サービス	未利用　　利用中 通所介護　回/週（　曜日） ショートステイ　　回/月 訪問介護
家族構成	独居・高齢者世帯（　人） 同居世帯（　人）	地域包括・ケアマネージャー	
関係図		事業所： 担当者名： 電話番号： 趣味：	

酒：飲まない・飲む（　日/週）やめた（　才）　**タバコ**：吸わない・吸う（　才～　本/日）・やめた（　才）

一日の過ごし方：

◆職歴

既往歴（発症年） 治療中の疾患には○をつけて下さい	脳血管疾患（　年頃）・高血圧（　年頃）・脂質症（　年頃） 糖尿病（　年頃）・呼吸器疾患（　年頃）・関節疾患（　年頃） 骨折（　年頃）・パーキンソン病（　年頃）・リウマチ（　年頃） 精神疾患（　年頃）・難病指定の疾患（　年頃）・その他（
薬剤アレルギー（　有　・　無　）	薬剤名：

◆もの忘れはいつ頃からでてきましたか？（　年前から、または　才頃から　）

◆どのようなもの忘れでしたか？「物を置き忘れる」「同じ話しをくり返す」など

◆もの忘れは進んでいますか？（はい・いいえ）
進み方は（はやく・ゆっくり）に感じる

◆特に気になること・相談したいこと

問診票

記入日　　　年　　月　　日　氏名：

◆日頃の生活についてお伺いします
それぞれの項目のあてはまるところに印（レ）をつけてください

1．周辺症状

□幻視・幻聴　□妄想　□昼夜逆転　□暴言　□暴行　□介護への抵抗　□徘徊
□火の不始末　□不潔行為　□異食　□性的問題行動
□その他（　　　　　　　　　　　　）

詳細：

2．食事の摂取について

□自立している　□一部介助が必要　□全介助が必要（　　　　　　　　　）

	食べこぼしが多くなった
	食べたことを忘れる
	作りおきをしても食べていない
	手づかみで食べる
	ムセることがある

3．排泄について（排尿・排便）

□自立している　□一部介助が必要　□全介助が必要（　　　　　　　　　）

	間に合わず失禁
	トイレの場所が分からない
	放尿・放便・ろう便（便をつかんだりする）
	後始末ができない
	便秘
	汚れたものを隠す

4．入浴について

□自立している　□一部介助が必要　□全介助が必要（　　　　　　　　　）

	拒否する
	湯の温度調節ができない
	洗身・洗髪がうまくできない

問診票

5．移動について

□自立している　　□一部介助が必要　　□全介助が必要（　　　　　　　　　　　　　　）

	杖を使用している
	車椅子を使用している
	シルバーカーを使っている
	パーキンソン様歩行
	よく転倒する

6．衣服の着脱について

□自立している　　□一部介助が必要　　□全介助が必要（　　　　　　　　　　　　　　）

	同じ服を着続ける
	季節に応じた服装ができない
	必要のない重ね着をする
	清潔・不潔の区別がつかない
	チグハグに着衣する

7．視力

□普通　　□やや困難　　□困難（　　　　　　　　　　　　　　　　　　　　　　　　）

8．聴力

□普通　　□やや困難　　□困難（　　　　　　　　　　　　　　　　　　　　　　　　）

9.振戦

□無　　□有

10.疼痛

□無　　□有

11.嗜好品

□酒　　□喫煙（　　本/年）

12.調理について

	自立してできる
	鍋を焦がしたりする
	味付けが変わる・メニューが単調
	全くしようとしない

問診票

13. 食品管理について

	自立している
	冷蔵庫の中が一杯
	腐ったもの、賞味期限切れのものが処分されていない

14. 財産管理

	自立している
	書類、通帳の紛失がある
	執着がある
	興味がなくなった

15. 金銭管理

	自立している
	財布の紛失がある
	使い道がわからない
	紙幣の価値が分からない

16. 買い物

	自立している
	同じ商品をいくつも買う
	支払いでトラブルが生じる

17. 整理整頓

	自立している
	部屋の中が乱雑になる
	全く整理ができない
	掃除機・洗濯機の操作が困難

18. 服薬管理

	自立している
	過飲・飲み忘れあり
	定期薬なし
	家族・事業所管理

スタッフ記入欄

日常生活自立度（J・A・B・C） 認知症高齢者の日常生活自立度（Ⅰ・Ⅱ・Ⅱa・Ⅱb・Ⅲ・Ⅲa・Ⅲb・Ⅳ・M）

かかりつけ医《い》による「もの忘《わす》れ外来《がいらい》」のすすめ

2017年9月5日　初版第1刷

著　者 ———— 大場敏明《おおばとしあき》
高杉春代《たかすぎはるよ》
発行者 ———— 坂本桂一
発行所 ———— 現代書林
〒162-0053　東京都新宿区原町3-61　桂ビル
TEL／代表　03(3205)8384
振替00140-7-42905
http://www.gendaishorin.co.jp/
ブックデザイン ———— 吉崎広明(ベルソグラフィック)

印刷・製本：広研印刷(株)
乱丁・落丁本はお取り替えいたします。

定価はカバーに
表示してあります。

ISBN978-4-7745-1661-5 C0047